# Les sarcomes osseux chez l'enfant

## Médecine à travers les siècles

*Collection dirigée par le Docteur Xavier Riaud*

L'objectif de cette collection est de constituer « une histoire grand public » de la médecine ainsi que de ses acteurs plus ou moins connus, de l'Antiquité à nos jours.
Si elle se veut un hommage à ceux qui ont contribué au progrès de l'humanité, elle ne néglige pas pour autant les zones d'ombre ou les dérives de la science médicale.
C'est en ce sens que – conformément à ce que devrait être l'enseignement de l'histoire –, elle ambitionne une « vision globale » et non partielle ou partiale comme cela est trop souvent le cas.

Dernières parutions

Philippe SCHERPEREEL, Marc DECOULX, Gérard BISERTE †, *Histoire de la faculté de médecine et des hôpitaux de Lille*, 2018.
Jacques CHABANNES, *La neurochirurgie en Auvergne. Quarante années fondatrices (1953-1993)*, 2018.
Michel A. GERMAIN, Frédéric Chopin (1810-1849). *Un musicien de génie atteint d'une maladie rare, la mucoviscidose*, 2018.
André Julien FABRE, *Médecins et politique. Galerie de portraits de médecins politiciens à travers les âges*, 2018.
Jacques VASSAULT, *Contribution à l'histoire de l'asile d'aliénés d'Évreux. Tome II : Les pratiques*, 2018.
Jacques VASSAULT, *Contribution à l'histoire de l'asile d'aliénés d'Évreux. Tome I : Création de l'établissement*, 2018.
Pierre AUBRY, avec la collaboration de Bernard-Alex GAÜZÈRE, *Médecin conchyliologue et océan Indo-Pacifique*, 2018.
Sofiane BOUHDIBA, *Dans le sillage des médecins de marine de l'Antiquité à nos jours*, 2018
Xavier RIAUD, *Dentiste et espion*, 2018.
Jean GRANAT et Évelyne PEYRE, *« Bébé », un nain à la cour de Lunéville (1741-1764)*, 2018.
Xavier RIAUD, *Charles Godon (1854-1923) et Georges Villain (1881-1938), le maître et l'élève*, 2018.

Michel A. GERMAIN

# Les sarcomes osseux chez l'enfant

*Une longue histoire*

*Préambule du Professeur Georges Casanova*

*Préface du Professeur Dominique Poitout*

L'Harmattan

Du même auteur

*René Leriche, pionnier de la chirurgie vasculaire*,
Glyphe, coll. « Société, histoire et médecine », Paris, 2008.
Prix littéraire du Medec, 2010.

« Les sarcomes osseux »,
in *Histoire des maladies des os et des articulations*,
*Rhumatologie pratique*, ouvrage collectif,
Société française d'histoire de la médecine, Paris, 2009.

*La microchirurgie dans le monde*,
Glyphe, coll. « Société, histoire et médecine », Paris, 2011.

*L'épopée des gants chirurgicaux*,
L'Harmattan, coll. « Médecine à travers les siècles », Paris, 2012.

*Alexis Carrel, un chirurgien entre ombre et lumière*,
L'Harmattan, coll. « Médecine à travers les siècles », Paris, 2013.

*Musiciens célèbres malades. Pourrait-on les sauver aujourd'hui ?*,
L'Harmattan, coll. « Médecine à travers les siècles », Paris, 2015.

*Les tables d'opération, de l'Antiquité à nos jours*,
L'Harmattan, coll. « Médecine à travers les siècles », Paris, 2016.

*Frédéric Chopin (1810-1849),*
*un musicien de génie atteint d'une maladie rare, la mucoviscidose*,
L'Harmattan, coll. « Médecine à travers les siècles », Paris, 2018.

En accord avec l'auteur, le nombre de ses ouvrages tenant sur plusieurs pages, nous nous sommes contentés de ne citer que ses livres relatifs à l'histoire de la médecine.


**5-7, rue de l'Ecole-Polytechnique, 75005 Paris**

http://www.editions-harmattan.fr

ISBN : 978-2-343-15315-5
EAN : 9782343153155

## Préambule

Mon ami le Professeur Michel Germain est un homme dont l'activité est très féconde. Au-delà de ses capacités chirurgicales, il nous a habitués à proposer à la lecture, année après année, de nombreux et remarquables ouvrages. Bien souvent, ces écrits ont contribué à faire le point sur un problème marquant de la chirurgie.
Cette œuvre touche avec succès de nombreux champs d'intérêt. La curiosité de l'auteur et ses talents d'exposition l'ont fait s'intéresser à des points de technique chirurgicale, à des domaines souvent rarement étudiés, et pourtant faisant partie de notre environnement chirurgical immédiat. Enfin, cette activité s'est aussi étendue à l'histoire de la médecine, ne négligeant pas les biographies.
Ses livres sont très documentés, bien illustrés, ce qui en rend la lecture on ne peut plus attrayante. C'est à nouveau ce que le lecteur va découvrir et apprécier dans cet ouvrage.
Ce livre constitue d'abord une mise au point très intéressante et très complète sur l'ostéosarcome. Il débute par une évocation précise des divers aspects de cette grave affection tumorale : classification anatomopathologique, diagnostic, aide de l'imagerie… Tous les aspects de la question sont évoqués, y compris des détails surprenants sur son historique.
Mais, le centre d'intérêt de ce livre concerne surtout l'analyse critique des procédés chirurgicaux conservateurs qui, une fois l'exérèse large de la tumeur réalisée, ont été proposés dans le pontage de la perte de substance osseuse qui en résulte avec leurs avantages, mais aussi leurs inconvénients qui souvent ont abouti au moins à leur discrédit, souvent à leur abandon : greffes libres d'origine diverse, utilisation de matériel prothétique. On connaît déjà les difficultés qui limitent, dans ces cas, les possibilités de

rétablir la continuité osseuse et de tenter de rétablir une certaine fonction articulaire lorsqu'aux problèmes purs de reconstruction se surajoutent les impératifs liés à la croissance.
La preuve a été apportée que les greffes osseuses libres et de grandes dimensions répondent mal aux exigences anatomiques et aux modalités évolutives habituelles de ce genre de transplant déposé dans une atmosphère musculaire. Par ailleurs, ces réparations imposent de disposer de greffons de longueur et de caractéristiques mécaniques suffisantes. Mais, ces greffes sont exposées à un risque de complication secondaire de résorption, s'agissant de greffons libres, de pseudarthrose ou de survenue de fractures itératives. Les causes d'échec ou de résultats très incomplets ne manquent pas.
La partie la plus passionnante de cette étude est celle qui expose dans le détail la technique que propose Michel Germain. Après l'avoir longtemps utilisée et affinée, face à ce grand problème de la chirurgie oncologique pédiatrique moderne, l'auteur s'attache à décrire un procédé qui utilise un greffon osseux bi-pédiculé de fibula. Il s'agit d'une réponse élégante à l'aspect bien particulier de la chirurgie reconstructrice des membres après excision tumorale large, telle qu'elle succède chez l'enfant ou l'adolescent à la chirurgie d'exérèse des tumeurs malignes atteignant les os longs. L'auteur apporte une réponse aux problèmes posés par le pontage d'une longue perte de substance osseuse par un greffon dans une atmosphère de parties molles de qualité souvent discutable, les tissus récepteurs ayant le plus souvent des caractéristiques perturbées par des traitements à visée oncologique.
Ce travail est d'autant plus marquant qu'il adapte étroitement les possibilités de la chirurgie de reconstruction aux progrès de la cancérologie infantile où l'augmentation de la survie et de sa qualité rend plus indispensable encore le développement de techniques qui, à plus longue échéance, améliorent résultat anatomique et résultat fonctionnel. Cette étude constitue un travail original et de longue haleine (les cas analysés s'étalent sur 30 ans). Elle rapporte l'importante expérience de l'auteur et son grand recul sur les multiples défis qu'il a eu à surmonter.
Le procédé original choisi libère l'opérateur des inconvénients des greffons libres. Ce transplant osseux autologue vascularisé

emporte la partie supérieure de la fibula et ses caractéristiques sont triples :

* sa longueur appréciable permet de compenser une perte de substance importante sans aggravation réelle de la morbidité en zone de prélèvement ;

* la double vascularisation osseuse apporte des capacités d'intégration indiscutables du greffon une fois installé dans son lit récepteur ;

* ce greffon enfin apporte la sauvegarde à la fois du cartilage épiphysaire et de l'encroûtement cartilagineux articulaire (même s'il est de surface réduite), ce qui aide indiscutablement l'évolution de la longueur du segment osseux et son adaptation dans le cadre de l'essai de la reconstruction d'une articulation.

En complément, le Professeur Michel Germain apporte des détails sur la nécessaire combinaison entre les techniques courantes de l'ostéosynthèse et celles micro-chirurgicales que requièrent à la fois le prélèvement du transplant, mais aussi sa double revascularisation en zone réceptrice.

Ce livre, après avoir développé les données qui, à la base, conditionnent la mise en œuvre de ce genre de technique, rapporte la série étudiée en reprenant un certain nombre de dossiers considérés à juste titre comme démonstratifs soit des possibilités de cette technique (voire même de ses limites), soit des problèmes plus spécifiques qui peuvent se poser. Une iconographie de qualité illustre parfaitement le propos de l'auteur et permet au lecteur de bien prendre en considération les multiples aspects de ce type de transfert osseux, mais aussi de se faire une idée très précise, et très réaliste des difficultés rencontrées en fonction des conditions anatomiques, et anatomopathologiques.

Le recul de l'auteur est important. Il porte sur une vingtaine d'années. De ce fait, l'étude rend compte des améliorations techniques intervenues au fil du temps. Le nombre des cas opérés est lui aussi important : soixante-dix-huit (78), compte tenu du type de pathologie et de l'expérience. Les dossiers exploités proviennent du service du Professeur Jean Dubousset.

La lecture de ce livre permet d'approfondir les connaissances sur un sujet difficile et de voir exposées, dans le détail des indications, les difficultés de la réalisation technique, les complications d'un procédé de reconstruction osseuse original qu'une longue et minutieuse analyse permet de proposer comme une méthode très efficace de réparation des grandes pertes de substance osseuse après résection pour ostéosarcome.

Professeur Georges Casanova
Professeur de chirurgie à l'Ecole du Val-de-Grâce
Membre de l'Académie nationale de chirurgie

## Préface

L'histoire du diagnostic et du traitement des tumeurs osseuses a été le fruit d'une longue succession de recherches, d'utilisations de techniques chirurgicales et radiothérapiques, ainsi que d'associations de médicaments chimiothérapiques plus ou moins efficaces.

Initialement considérées comme d'origine virales, ces tumeurs, qui se rencontrent souvent dans des familles où elles paraissent s'être transmises de génération en génération, ont souvent fait l'objet d'exérèses plus ou moins « sauvages », tant que les progrès de l'anesthésie n'ont pas permis l'obtention d'une sédation efficace.

Même associée à la réinjection sous-cutanée de fragments tumoraux inactivés par irradiation ou passage dans diverses solutions tuant les cellules tumorales et ne conservant qu'une partie inactive, mais immunologiquement compétente, de leur structure, les résultats finaux ont souvent été décevants.

La compréhension du mode d'action des traitements chimiothérapiques en complément du geste d'exérèse chirurgicale complète a fait faire un bond en avant considérable aux oncologues, chirurgiens et chimiothérapeutes. Ces traitements chimiothérapiques en détruisant les cellules tumorales circulant dans l'organisme ont évité, dans un pourcentage de plus en plus important de cas, la survenue de métastases et ont permis au chirurgien d'effectuer une exérèse tumorale carcinologique de la tumeur.

Les médications testées ont été de plus en plus efficaces et la radiothérapie locale a été utilisée en complément de ces thérapeutiques.

Parallèlement, les moyens d'investigations radiologiques ont permis d'obtenir une cartographie précise de l'extension

tumorale et les résultats des thérapeutiques utilisées ont pu être évalués sur des scanners, IRM, Pet scan, etc. Les connaissances dans les domaines de l'immunologie, de la génomique, de la génétique et de l'histologie se sont complétées et des traitements adaptés ont pu être proposés au même titre que des reconstructions massives utilisant des os de banque conservés dans de l'azote liquide à -196°C avec un cryopréservateur comme le DMSO, qui évitait la formation de macro-cristaux de glace, source d'éclatement des structures osseuses et cellulaires.
Ces greffons prélevés, conservés et utilisés dans de bonnes conditions, selon une technique rigoureuse, ont permis d'effectuer des reconstructions massives de pertes de substances diaphysaires, articulaires et cartilagineuses qui ont permis aux patients de reprendre une vie tout à fait normale. Ils ont pu déambuler en appui complet sans difficulté.
Certes, il a fallu se plier à certaines règles et accepter les contraintes liées aux modalités de conservation de ces greffons, mais les résultats fonctionnels ont été inespérés et se sont maintenus dans le temps.
Des techniques mixtes utilisant des prothèses en titane poreux, coupées en salle d'opération à la dimension voulue et remplies de cellules souches mésenchymateuses ostéoformatrices ont également été proposées dans certains cas aux patients.
Mais, la saga continue et les immenses progrès actuels réalisés dans les techniques de chirurgie chromosomique, et l'utilisation de robots chirurgicaux font espérer un traitement encore mieux adapté à ces tumeurs.
Tumeurs dont la classification ne sera plus simplement histologique, mais cytologique et génomique, ce qui permettra de dissocier des tumeurs de natures différentes pour l'instant regroupées sous une même appellation manifestement trop imprécise.
Les tumeurs dites d'Ewing sont pour certaines de natures différentes. Les tumeurs à cellules géantes doivent être dissociées, de même que les tumeurs mésenchymateuses.
De cette meilleure connaissance de la forme génotypique de la tumeur découlera un traitement beaucoup mieux adapté.
Le champ d'investigation est donc encore très large et se précisera dans les années à venir, avec le développement de

l'intelligence artificielle et les immenses possibilités des robots informatiques.
Nous entrons dans une ère où les traitements seront décidés par des ordinateurs, où le médecin et les chirurgiens seront remplacés par des robots qui sauront réaliser un geste d'une extrême précision, mais, pour autant, acquerront-ils l'esprit critique et inventif des médecins et chirurgiens qui les auront précédés ? C'est toute la question.
Le Professeur Germain nous a proposé de sauter au-dessus de plusieurs décennies de traitements oncologiques des sarcomes osseux et, avec son brio et son élégance habituelle, a su éveiller en nous cet intérêt historique qui nous fait apprécier les efforts, et réflexions de plusieurs générations de praticiens qui, petite touche après petite touche, ont fait apparaître un tableau pointilliste résumant l'évolution de la médecine, et de cette spécialité.

Professeur Dominique Poitout
Chirurgien des hôpitaux
Membre de l'Académie nationale de médecine
Membre de l'Académie nationale de chirurgie

## Avant-propos

*« Mens sana in corpore sano » (« Un esprit saint dans un corps saint »).*

La possibilité de guérison pour les sarcomes des os longs est le progrès le plus remarquable. Aussi, ni l'abstention thérapeutique, ni l'amputation ne sont tolérables.
Depuis l'Antiquité, les hommes ont cherché à traiter le handicap qu'est le sarcome des os chez l'enfant. Il faut attendre les années 1950 et l'ingéniosité des chirurgiens pour avancer.
Cet ouvrage retrace l'évolution des traitements par les chirurgiens et les ingénieurs, artisans spécialisés dans leur fabrication.
Les tumeurs osseuses sont rares. Elles représentent de 6 à 10 % de l'ensemble des tumeurs de l'enfant et de l'adolescent. Les deux principales tumeurs osseuses malignes de l'enfant sont l'ostéosarcome et le sarcome d'Ewing. Elles constituent 90 % des tumeurs osseuses.
Les autres tumeurs sont rares : chondrosarcome, adamantinome, chondrome et lymphomes osseux.
L'imagerie a fait des progrès considérables et la stratégie actuelle, après biopsie, est de réaliser une chimiothérapie première suivie du traitement chirurgical, lui-même suivi d'une chimio et éventuellement d'une radiothérapie, selon l'histologie.
Les traitements par chimiothérapie et radiothérapie ne seront pas abordés dans cet ouvrage. A eux seuls, ils nécessiteraient un autre livre.
Ce travail sur les sarcomes a été difficile, car la fréquence des tumeurs malignes osseuses est relativement faible. Le sujet est complexe et il touche à la gravité du pronostic, à l'engagement du chirurgien, et aussi il interpelle sur un plan éthique, et affectif.

Ce livre se veut une mémoire, un document, une trace, un sillon des travaux réalisés sur les sarcomes des os chez l'enfant avec le Pr. Jean Dubousset. Ces sarcomes ont une longue histoire, mais les progrès sont relativement récents. La volonté est forte d'en améliorer les résultats.
La chirurgie des membres chez les enfants, consécutive à un sarcome des os, est particulière. Elle est caractérisée par :

- La jeunesse des enfants ;
- La croissance des os chez l'enfant ;
- La nécessité d'avoir des résultats rapides ;
- Le souhait de procurer de bons résultats fonctionnels ;
- L'objectif d'obtenir autant que possible une survie prolongée.

Ce livre se veut également une approche multidisciplinaire des sarcomes osseux.
Les sarcomes sont d'origine mésenchymateuse. L'étiologie de ces sarcomes est largement inconnue. Mais, certains sarcomes sont associés à des syndromes génétiques et à des facteurs environnementaux. Les radiations ionisantes sont le facteur le plus connu dans leur développement.
Certains chapitres ont été relus et corrigés par des spécialistes comme Jean Dubousset, Gérard Morvan, Patrice Le Floch-Prigent, Georges Casanova, Dominique Poitout, Bernard Andreassian.

# PREMIERE PARTIE :
# GENERALITES ET SARCOMES

## Historique

Plusieurs tumeurs osseuses du squelette datant de la Préhistoire ont été découvertes. Celles-ci n'ont pas fait l'objet d'études scientifiques et rigoureuses. Elles ont simplement été rapportées et ne peuvent pas être considérées comme des sarcomes.
Dans son livre, Philippe Charlier précise que, durant l'Antiquité, les tumeurs bénignes étaient plus fréquentes que les lésions malignes. De nombreuses publications paléopathologiques ont été rapportées : des cas d'ostéomes, surtout crâniens, d'ostéochondromes. Des facteurs favorisants existent chez les travailleurs du bois avec des tumeurs des sinus et, surtout en Egypte pharaonique, des cancers de vessie chez les sujets atteints de bilharziose ont été relatés. Des sarcomes d'Ewing ont été diagnostiqués, mais très rarement. La durée de vie de ces populations était trop brève pour permettre l'apparition de tumeurs dues aux métaux : mercure, arsenic. Ce n'est qu'à une phase plus tardive de la période dite de « pré-contact », qui est la période antérieure à la colonisation du continent américain par les Européens, que l'on trouve des squelettes présentant d'authentiques sarcomes.
Ainsi, le squelette d'une jeune femme daté de cette période, c'est-à-dire bien avant 1450 de notre ère, a été découvert sur la côte est de l'île d'Oahu à Hawaï. Il présente un ostéosarcome de la métaphyse distale d'un fémur, étudié par les scientifiques (radiographies, IRM, et histologie en particulier). Peu de renseignements sont documentés par la suite. Des tumeurs osseuses sont bien réséquées, avec ou sans amputation du membre, sans donner lieu à des rapports particuliers.
En 1829, l'exérèse chirurgicale « à vif » d'un monstrueux ostéosarcome de la mandibule est réalisée à l'Ecossais Robert Penman. En effet, l'anesthésie à l'éther n'a été utilisée qu'à partir de 1846. L'intervention a duré 25 minutes avec des pauses

permettant au malade de respirer. Celui-ci a survécu et s'est établi aux Etats-Unis, avec cependant quelques visites en Ecosse, à Edimbourg notamment. Il était bien sûr défiguré, car le visage n'a pas été reconstruit, mais il a eu une vie prolongée.

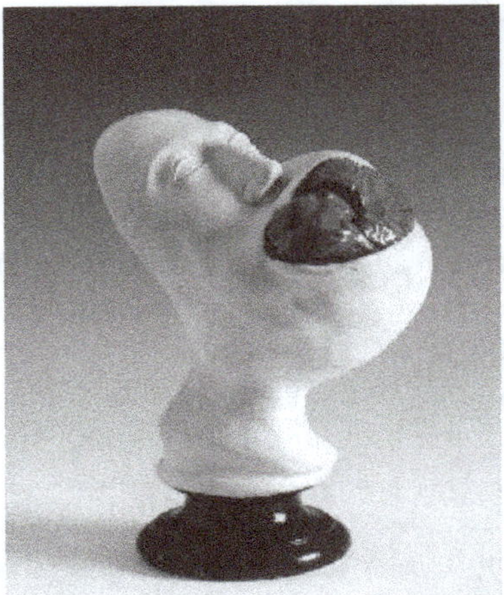

Représentation de la maladie de Robert Penman.
Sarcome de la mandibule. Modèle en plâtre. Vue antéro-latérale droite, © collection Michel Germain.

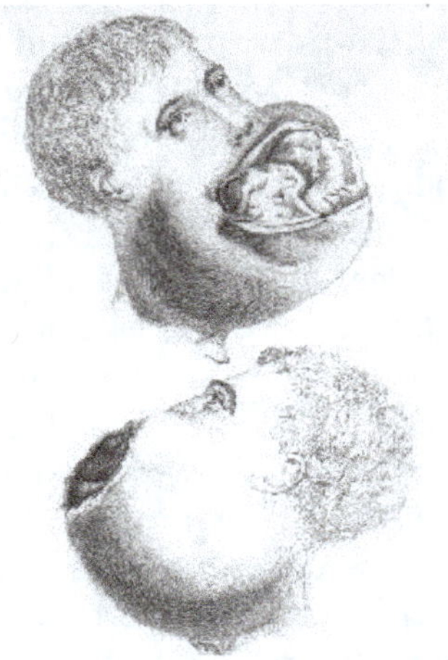

Schéma de l'énorme tumeur de la mandibule de Robert Penman (ostéosarcome), © collection Michel Germain.

En 1830, à l'hôpital de la Pitié, dans le service du Pr. Paul Broca, l'anesthésie n'a pas encore cours. Le Pr. Broca vérifie la boîte d'instruments chirurgicaux. Un oubli serait fatal. La boîte est recouverte de son linge. Paul Broca indique à chaque aide sa place et distribue les rôles. Le jeune malade est introduit dans la salle, il n'a aucune émotion. *« Monte sur la table mon garçon »* lui dit le Pr. Broca en lui montrant le lit *« et ôte tes souliers »*. L'interne le fait étendre. Deux internes lui tiennent les bras et deux aides lui saisissent les pieds. Broca l'attire un peu au bord du lit pour avoir la position la plus favorable pour opérer. Un aide met la main sur le front du pauvre garçon pour le maintenir et présente le bistouri au chirurgien. Paul Broca enfonce la pointe du bistouri près de la clavicule en décrivant une courbe. Le sang déborde le sillon que l'acier trace dans la peau. Le premier coup de bistouri fait toujours sensation. En sentant pénétrer la lame du bistouri, le malade essaye de se contenir, mais, la douleur augmentant, le garçon se met à crier de douleur. L'émotion est vive. Le spectacle est atroce. Les cris sont sans rémission et pourtant, le chirurgien doit continuer. L'opérateur opère à la force du poignet. L'enfant se débat, mais les mains tenaces des aides se resserrent sur ses membres et il est comme rivé sur la table. Paul Broca redoute que cet énorme paquet de tissus soit tellement adhérent aux vaisseaux du cou qu'il soit impossible d'opérer, en particulier au niveau de la carotide. Toujours continuation du même procédé, toujours même supplice à l'état aigu. L'enfant se remet à parler le patois de son pays :
« - *Hé là que farsi you, mon Diou* crie-t-il d'une voix lamentable, *O Moussu Broca, layssa mi repousa un pâou*, implorant un répit pour ces tortures intolérables.
- *Mon petit ami, un peu de courage*, répond Broca, *tu seras bien content lorsque ce sera fini, et moi aussi.* »
Après que le malade ait bien crié, bien supplié, le chirurgien déclare enfin à l'enfant que son supplice touche à sa fin. Il y a une fin à tout cela et le dernier fragment de ganglion est extirpé. De la tête aux cuisses, l'enfant est couvert de sang. On éponge l'opéré et on le lave, puis on fait le pansement avec de la charpie imbibée d'alcool, ce qui est encore très douloureux.

Broca le questionne pour vérifier l'intégrité du nerf facial. *« Peux-tu parler ? Peux-tu rire ? Peux-tu siffler ? »* Bien évidemment, l'enfant n'a pas pu faire cela entièrement.
*« Allons, c'est égal. Tu es un solide petit bonhomme ».*
Trois jours plus tard, Broca vient le revoir. L'enfant avait cru qu'il ne souffrirait plus après l'opération. Pourtant, elle le torture toujours. Broca s'occupe lui-même du pansement et fait des injections d'alcool pur dans les parties molles. La plaie est hideuse, repoussante. Le visage de l'enfant est terreux et plombé. Et pourtant, l'enfant a survécu. Il se lève, mange comme un homme. Plus tard, la cicatrisation achevée, c'est un succès complet.

Aucune étude particulière n'a été réalisée jusqu'en 1900, les sarcomes osseux étant habituellement traités par simple résection, c'est-à-dire généralement par amputation du membre sans reconstruction. Puis, viennent deux tentatives pour reconstruire le membre inférieur. En 1905, Huntington utilise la fibula pédiculée homolatérale pour reconstruire le tibia. Les indications à cette époque sont essentiellement l'ostéomyélite du tibia, les pertes de substance et les pseudarthroses du tibia. La fibula est appliquée sur les deux extrémités de tibia, soit en parallélisme, soit par centralisation. L'épaississement et la consolidation de la fibula sont très inconstants.

En 1930, J. R. Borggraeve imagine et réalise le premier une opération particulière, et très originale. Il l'a décrite et utilisée pour des séquelles graves de tuberculose du genou. Elle est adaptée aux sarcomes de la partie moyenne et inférieure du fémur, qui nécessitent la résection du genou. Il pratique l'exérèse large et carcinologique. En haut, il reste l'extrémité supérieure du fémur et, en bas, les deux os de la jambe. Les tissus mous sont préservés, en particulier les vaisseaux et les nerfs. Après résection de la diaphyse fémorale et du genou, il réalise une rotation-plastie avec la jambe restante. La face antérieure de la jambe devient postérieure et le calcanéum occupe la place du genou. L'avant-pied est ainsi situé à la face postérieure du membre inférieur et le talon joue alors le rôle de pivot antérieur de genou. Une prothèse de jambe permet la marche et la fonction

du membre inférieur. Le résultat de cette opération chez l'enfant est très discuté et controversé en raison de l'aspect inesthétique du membre, et de l'instabilité du membre restant parfois constatée. Certains enfants et leurs parents ont alors souvent réclamé l'amputation secondaire. J. R. Borggraeve a réalisé la première opération. Cette opération est reprise par Van Ness qui la popularise pour les malformations congénitales des membres inférieurs chez l'enfant.
En fait, avant 1970, le traitement des sarcomes des os longs se limite à la résection, c'est-à-dire souvent à l'amputation.

En 1970, l'avènement de la chimiothérapie couplée à la radiothérapie dans le traitement des sarcomes osseux suscite un réel espoir. Mais, il s'avère rapidement que ces deux traitements ne peuvent dispenser d'une résection chirurgicale ultérieure, en raison des récidives locales, s'il n'y a pas eu de résection. Il existe deux types principaux de sarcomes osseux chez l'enfant :

- le sarcome d'Ewing survient habituellement avant dix ans ;
- l'ostéosarcome se manifeste entre 10 et 20 ans.

Ces deux tumeurs osseuses constituent 90 % de l'ensemble des tumeurs osseuses malignes.

C'est en 1921 que James Ewing (1866-1943) décrit la tumeur qui porte son nom. Elle est formée de petites cellules rondes. Cette découverte permet la mise au point, en 1994, d'un test diagnostique du sarcome d'Ewing. Le traitement de ce sarcome a beaucoup évolué. Initialement axé sur la radiothérapie, car il est radiosensible, il passe aujourd'hui par la chimiothérapie et l'exérèse du sarcome, suivie d'une radiothérapie. La chimiothérapie actuellement utilisée pour traiter le sarcome d'Ewing est le protocole VIDE, Euro Ewing 99 qui comporte 4 médicaments. La chimiothérapie des ostéosarcomes est le protocole OS 2006 comportant 2 médicaments.
Ces protocoles sont extrêmement lourds et entraînent souvent des aplasies médullaires, des complications hématologiques graves et d'autres complications (alopécies, vomissements, lésions muqueuses). Après la chimiothérapie initiale, puis l'exérèse chirurgicale et la reconstruction, et, en fonction du pourcentage

de cellules viables résiduelles sur la pièce d'exérèse, une nouvelle chimiothérapie adaptée est réalisée.

A partir de 1980, des progrès considérables apparaissent. La biopsie de la tumeur devient obligatoire avant toute décision thérapeutique, permettant de réaliser une chimiothérapie d'emblée adaptée au type histologique du sarcome. Puis, selon le protocole, la résection carcinologique du sarcome osseux est effectuée avec reconstruction dans le même temps. Les premières reconstructions ont été faites avec des prothèses métalliques internes. Leurs inconvénients majeurs étaient l'absence de croissance, la fragilité avec rupture et l'usure nécessitant des réinterventions. Leur prix demeure élevé.
Puis, sont arrivées les reconstructions par allogreffes non vascularisées (greffe sur un individu d'un greffon prélevé sur un autre individu). Le Pr. Jean-Félix Dubousset a bien démontré que celles-ci ne se revascularisent jamais et se compliquent souvent de résorption, de rejet, de fractures, d'infections plusieurs années après leur mise en place, ce qui nécessite là encore des réinterventions. Ces allogreffes ne sont jamais réintégrées. Plus récemment, sont apparus les transplants autologues vascularisés (greffe prélevée sur l'individu auquel elle lui est transplantée) tirés de la crête scapulaire et de la crête iliaque. Elles sont utiles, mais sont de dimensions limitées et de formes incurvées. C'est surtout la fibula (ou péroné) vascularisée, os long, cortical, qui est utilisée. Elle permet la reconstruction d'une perte de substance de plus de 30 cm.

*A l'hôpital Saint-Vincent-de-Paul à Paris*, notre apport personnel enregistré depuis 1990 concerne 82 enfants opérés de sarcome osseux. Cette contribution rendue possible grâce au Pr. Jean Dubousset est triple. La généralisation des transplants osseux vascularisés, l'utilisation du cartilage de croissance et celui du cartilage articulaire de l'épiphyse fibulaire supérieure ont permis de réaliser une nouvelle articulation au niveau de l'épaule ou au niveau de la hanche. A travers cet ouvrage, c'est ce que nous voulons rapporter.

Références bibliographiques :
Borgé Jacques & Viasnoff Nicolas, *Archives des métiers : les médecins*, Michèle Trinckvel (éd.), 1995.
Borggraeve J., « Kniegelenksersatz durch das in der Beinlangsachse und 180° gedrehte fussgelenk », in *Arch. Orthop. Umfall. Chir.*, 1930 ; 28 : 175-178.
Charlier Philippe, *Médecin des morts. Récits de paléopathologie*, Fayard (éd.), 2006.
Porpiglia A. S. & Farma J. M., « New trends in the treatment of sarcoma », in *Clinics of North America*, Oct. 2016 : 901-1205.

## Définitions - classification

Les définitions et la classification des sarcomes osseux sont regroupées pour éviter les redondances. Les tumeurs osseuses de l'enfant et de l'adolescent comprennent essentiellement : les ostéosarcomes, les tumeurs d'Ewing, les chondrosarcomes, l'adamantinome, le chordome.
De nombreuses classifications des tumeurs osseuses ont été proposées au cours des cinquante dernières années. Toutes sont dérivées de la classification de Lichtenstein publiée en 1951.
L'OMS a élaboré successivement deux classifications internationales : la première en 1972 sous l'égide de Schajowicz et la dernière en 2002.
Les pathologistes de la Mayo Clinic, Dahlin, puis Unni, ont également utilisé une classification similaire. L'évolution de ces classifications s'est faite par l'adjonction progressive de sous-types histologiques ayant des pronostics différents ou posant des difficultés particulières de diagnostic différentiel.
Les critères de diagnostic de ces tumeurs se sont beaucoup affinés grâce aux nouvelles techniques. La microscopie électronique a été supplantée par l'immunohistochimie. Et, récemment, la cytogénétique et surtout la génétique moléculaire sont devenues un complément essentiel dans le diagnostic du sarcome d'Ewing.
Nous reprenons les définitions du *Dictionnaire médical de l'Académie nationale de médecine* (2016-1) :
*« Le sarcome est une tumeur maligne d'une ou plusieurs lignées cellulaires conjonctives de type ostéosarcome par opposition aux carcinomes qui impliquent une origine ou une différenciation épithélio-glandulaire. Nées des cellules mésenchymateuses du tissu de soutien, les cellules sarcomateuses peuvent subir toutes les inflexions et différenciations qui peuvent être observées dans*

*les cellules mésenchymateuses, c'est-à-dire l'ostéo ou chondrosarcome en cas de différenciation squelettique. »*

*« Chondrome n. m.*
*chondroma*
*1) Tumeur cartilagineuse bénigne prenant naissance dans la médullaire osseuse plus fréquente au niveau des doigts ou des orteils, mais pouvant être localisée sur tout os à développement cartilagineux.*
*Syn. enchondrome*
*2) Tumeur cartilagineuse développée à partir du périoste, parfois sous une forme non héréditaire, rare, de chondromes ou d'enchondromes multiples, survenant pendant l'enfance (enchondromatose ou maladie d'Ollier) ou sous une forme familiale accompagnée d'angiomes (syndrome de Maffucci).*
*La dégénérescence maligne sous la forme d'un chondrosarcome affecte surtout les chondromes des ceintures, en particulier pelviennes.*
*L. Ollier, chirurgien français (1898) ; A. Maffucci, anatomopathologiste italien (1881).*
*Etym. gr. khondros : cartilage.*
*Syn. chondrome périosté.*

*Chondrosarcome n.m.*
*chondrosarcoma*
*Tumeur maligne primitive de l'os produisant du cartilage tumoral exclusif ou associé à un contingent fibroblastique d'importance variable, mais sans jamais production de tissu osseux tumoral. Elle représente environ 20 % des tumeurs malignes osseuses primitives qui atteignent surtout les adultes (prédominance masculine 2/3) de plus de 30 ans (âge moyen : 45 ans). Les cartilages les plus souvent atteints correspondent aux os les plus volumineux comme le fémur, le tibia, l'humérus, mais aussi le pelvis.*
*Un grade histopronostique permet d'en apprécier l'agressivité. La tumeur est le plus souvent primitive, mais elle est parfois secondaire à un ostéochondrome ou à un chondrome. Il existe des chondrosarcomes post-radiothérapiques. Plusieurs sous-types anatomo-pathologiques sont distingués : le*

*chondrosarcome à cellules claires, le chondrosarcome myxoïde et le chondrosarcome mésenchymateux.*
*Le chondrosarcome myxoïde est une tumeur maligne exceptionnelle, siégeant principalement aux extrémités, aux épaules, sur la paroi thoracique et aux fesses, et se manifestant sous la forme d'une tumeur sous-cutanée, de taille variable, dure, à croissance lente ; son image histologique consiste en une prolifération bien délimitée, contenant des cellules allongées ou ovalaires, parfois vacuolisées, à cytoplasme éosinophile et à noyau hyperchromatique, entourée d'un stroma myxoïde abondant. Le pronostic est réservé, quoique meilleur que celui du chondrosarcome osseux ; les métastases surviennent tardivement et la survie peut être longue.*
*Le chondrosarcome à cellules claires, lui aussi exceptionnel, atteint l'épiphyse.*
*Le chondrosarcome mésenchymateux s'observe chez l'adulte jeune et siège électivement sur le visage, et sur le cou. Histologiquement, il se compose de cellules indifférenciées ovalaires ou fusiformes, et de petits amas de cellules cartilagineuses normales. Les métastases sont nettement plus fréquentes que dans la forme myxoïde.*
*Le chondrosarcome se traduit à l'imagerie par une lyse osseuse avec calcifications intra-tumorales et expansion fréquente dans les tissus mous. Son traitement est essentiellement chirurgical, car ces tumeurs sont le plus souvent insensibles à la radiothérapie et à la chimiothérapie.*
*Étym.* gr. *khondros* : cartilage ; *sarkôma* : excroissance de chair.

*Chondrosarcome de la paroi thoracique l. m.*
*chondrosarcoma (chest wall)*
*Tumeur maligne du tissu cartilagineux avec des zones myxoïdes ou fibroblastiques, des cavités remplies de sang ou de tissus nécrosés. La densité cellulaire y est anormalement élevée avec des cellules géantes à gros noyaux plurinucléés en mitoses. La tumeur est mal limitée et envahissante. Elle s'observe surtout au niveau du sternum, rarement au niveau des côtes. Le plus souvent primitive, elle est parfois secondaire à un ostéochondrome ou à un chondrome. Il est des chondrosarcomes post-radiothérapiques. On en distingue trois degrés de malignité, le*

*degré 3 est caractérisé par de nombreuses cellules sarcomateuses. D'évolution redoutable, cette tumeur est marquée par son extension locale et des métastases pulmonaires. Son exérèse doit être large en bloc.*

*Chondrosarcome mésenchymateux*
*mesenchymal chondrosarcoma*
*Forme particulière de chondrosarcome osseux, caractérisé par sa malignité plus grande que celle de la forme habituelle, et par son multicentrisme. Il survient également dans les parties molles. Il est constitué histologiquement par un mélange de deux types architecturaux : une architecture de cartilage plus ou moins bien différenciée et une architecture de forte densité cellulaire, et vasculaire faite de petites cellules rondes ou fusiformes.*

*Ostéogénique adj.*
*osteogenic*
*Qui provient de l'os, qui fabrique de l'os, qui se développe sur le squelette (ex. : exostose ostéogénique, sarcome ostéogénique). Les termes « sarcome ostéogène » et « sarcome ostéogénique » sont souvent considérés comme synonymes. Ces deux expressions ont cependant une signification différente : le sarcome ostéogène, ou ostéosarcome, fabrique de l'os tumoral tandis que le sarcome ostéogénique désigne tout sarcome qui provient du squelette.*
*Étym.* gr. *osteon* : os ; *genesis* : développement, génération.

*ostéosarcomatose*
*osteosarcomatosis, multifocal sarcomata, multifocal osteomatosis*
*Forme rare d'ostéosarcome à foyers multiples, ceux-ci apparaissant en même temps ou à intervalles rapprochés dans des localisations osseuses très variées.*
*L'affection survient le plus souvent avant 15 ans. Les localisations osseuses prédominent dans les métaphyses, mais peuvent apparaître dans n'importe quelle partie de l'os : épiphyse, diaphyse et dans différents os, y compris ceux de la main et du pied. Les lésions sont de type condensant. Elles ne franchissent pas les corticales. Le diagnostic est fait par*

*l'examen histologique. L'évolution est rapide et le pronostic très grave.*
*Syn. ostéosarcome multicentrique, ostéosarcome multifocal.*

*ostéosarcome n. m.*
*osteosarcoma, « osteogenic » sarcoma*
*Tumeur maligne caractérisée par l'élaboration d'os ou de substance ostéoïde par les cellules tumorales (définition de l'OMS) pouvant être primitive ou secondaire à des lésions osseuses préexistantes, ou après radiothérapie, ou irradiation.*
*L'ostéosarcome représente 5 % des tumeurs de l'enfant. Il est plus fréquent chez les garçons que chez les filles (sex ratio 2/3) et survient dans 70 % des cas avant l'âge de 18 ans. C'est le plus fréquent des cancers primitifs des os. L'ostéosarcome présente une grande variété de formes cliniques et anatomiques. Il est de pronostic sévère dans sa forme habituelle centro-osseuse ou télangiectasique, moins sévère dans les formes périostées et juxtacorticales. Il siège près des épiphyses fertiles : 40 % des cas se situent à l'extrémité inférieure du fémur, mais tous les os peuvent être atteints. Il se traduit par des douleurs et, à un stade plus avancé, par une tuméfaction, et parfois par une fracture pathologique. Sur les radiographies, les lésions sont irrégulières, à la fois ostéolytiques et condensantes, mal limitées. Une réaction périostée est fréquente, marquée en périphérie par un éperon triangulaire (triangle de Codman). Une rupture de la corticale, des spicules osseux rayonnant à partir du foyer font craindre une extension extra-osseuse qui sera précisée par l'IRM. La scintigraphie peut mettre en évidence d'éventuelles métastases osseuses ou pulmonaires. La biopsie permet d'affirmer le diagnostic devant la prolifération de cellules ostéoblastiques tumorales et la formation de tissu ostéoïde, et osseux. Elle permet aussi de préciser, selon la prédominance du tissu néoformé, le type de la tumeur : ostéoblastique (50 % des cas), chondroblastique (25 %), fibroblastique ou une autre forme plus rare. Après la chirurgie, l'examen de la pièce opératoire permet de vérifier la qualité de la résection et l'efficacité de la chimiothérapie préopératoire, et de modifier éventuellement son protocole. Le maintien d'un membre fonctionnel est souhaitable, mais pas toujours possible, et l'amputation peut être nécessaire.*

*Le pronostic reste réservé, fonction des récidives locales et à distance, des métastases pulmonaires et de l'efficacité du traitement.*
*Syn. ostéosarcome ostéogène, sarcome ostéogénique (à éviter)*

*Ostéosarcome à petites cellules l.m.*
*small cell osteosarcoma*
*Forme rare d'ostéosarcome ostéolytique caractérisée par la présence à l'examen histologique d'une ostéogénèse faible et d'un stroma contenant des petites cellules tumorales rondes, fortement colorées, avec de nombreuses mitoses.*
*Cette forme a été individualisée en raison de sa ressemblance clinique et radiologique avec le sarcome d'Ewing : dans celui-ci il y a en effet aussi ostéolyse et formation d'os réactionnel, mais jamais d'ostéogénèse tumorale. Cette forme est particulièrement grave.*
*F. H. Sim, cancérologue américain (1979)*
*→ ostéosarcome, Ewing (sarcome d')*

*ostéosarcome juxtacortical l. m.*
*parosteal osteosarcoma*
*Ostéosarcome développé à la surface de l'os dans la région métaphysaire, souvent très ossifié, refoulant les tissus adjacents, d'évolution assez lente et de pronostic plutôt favorable après résection chirurgicale large. Il atteint l'adulte jeune, les deux sexes également, presque toujours un os long et, dans 50 % des cas, l'extrémité inférieure du fémur. Il forme une masse de consistance osseuse, peu ou pas douloureuse, développée à la partie postérieure ou postérolatérale de la zone métaphysodiaphysaire de l'os, refoulant les parties molles, assez opaque sur les radiographies. L'évolution est lente et la propagation à l'intérieur de l'os est tardive. L'examen histologique d'une biopsie montre des travées ostéoïdes et osseuses dans un stroma fibreux avec des cellules fusiformes évoquant un fibrosarcome et des îlots cartilagineux également sarcomateux. Le traitement associe la chimiothérapie à une résection chirurgicale large. Le résultat est favorable dans 80 % des cas, sous réserve de la possibilité de survenue retardée de métastases.*

*Syn. ostéosarcome parostéal.*
*→ ostéosarcome*

*Ostéosarcome ostéogénique l. m.*
*osteogenic osteosarcoma*
*Tumeur osseuse maligne faite d'un tissu conjonctif sarcomateux ostéogène. C'est une tumeur de l'adolescent dont les métastases pulmonaires sont fréquentes, parfois observées dès le premier examen. L'association chimiothérapie et radiothérapie suivie au bout de trois mois, en l'absence de diffusion, d'une exérèse chirurgicale donne d'assez bons résultats.*
*Appellation à éviter*
*→ ostéosarcome.*

*Ostéosarcome parostéal (ou parostal) l. m.*
*parosteal osteosarcoma*
*Ostéosarcome situé en périphérie de l'os, au contact du périoste. La localisation la plus fréquente est la partie distale du fémur. Son évolution est assez lente et son pronostic plus favorable que celui de l'ostéosarcome intra-osseux.*
*Syn. ostéosarcome parostal.*
*Etym. gr. para : à côté de ; osté- : en rapport avec l'os.*

*Ostéosarcome périosté l. m.*
*parosteal osteosarcoma*
*Forme rare d'ostéosarcome, de localisation diaphysaire au niveau du périoste, formant une tumeur fusiforme d'évolution lente ne se propageant que tardivement à la région métaphysaire et à la partie centrale de l'os. Ce sarcome osseux, situé en périphérie de l'os, au contact du périoste (peut être d'origine périostée), survient chez des sujets jeunes, surtout les filles, et siège sur le tibia ou le fémur dans les 3/4 des cas, plus rarement sur l'humérus. La douleur est modérée. A la palpation, on perçoit un renflement sur la région diaphysaire de l'os. Sur les radiographies, la lésion est relativement transparente, traversée par des spicules perpendiculaires à l'os. L'examen histologique montre que l'ostéogénèse est associée à une composante chondroblastique. Son évolution est assez lente et son pronostic plus favorable que celui de l'ostéosarcome intra-osseux. La*

*chimiothérapie et une résection chirurgicale large au-delà des limites de la tumeur permettent habituellement la conservation du membre avec un pronostic favorable.*
*K. K. Unni et D. C. Dahlin, anatomopathologistes américains (1976).*
*Étym. gr. peri : autour de ; osteon : os.*
*Syn. ostéosarcome périostéal, ostéosarcome parostéal*
*→ ostéosarcome*

*Ostéosarcome télangiectasique l. m.*
*telangiectatic osteosarcoma*
*Forme particulière d'ostéosarcome caractérisée par un développement important de la vascularisation, l'aspect ostéolytique sur les radiographies, la fréquence des fractures de la corticale et la gravité du pronostic.*
*La tumeur, située dans la métaphyse des os longs et formée de lacs vasculaires hémorragiques avec des travées osseuses contenant des cellules tumorales, est expansive. Les corticales sont irrégulières et amincies, souvent fracturées. La présence d'ossifications en périphérie et à l'intérieur de la lésion, la constatation à l'examen histologique de tissu ostéoïde, d'os et d'anomalies cellulaires affirment le diagnostic et permettent de différencier ce type d'ostéosarcome d'un kyste anévrismal de l'os. Cette tumeur est chimio-sensible, mais sa rapidité d'évolution est un facteur pronostique péjoratif.*
*Étym. gr. têlê : loin ; aggeion : vaisseau ; ektasis : dilatation*
*→ ostéosarcome*

*Sarcome n. m.*
*sarcoma*
*Tumeur maligne d'une ou plusieurs lignées cellulaires conjonctives, donc à type de fibrosarcome, liposarcome, léiomyosarcome, rhabdomyosarcome, lymphosarcome, ostéosarcome, chondrosarcome ou angiosarcome (par opposition aux carcinomes, qui impliquent une origine ou une différenciation épithélio-glandulaire).*
*Nées des cellules mésenchymateuses du tissu de soutien, les cellules sarcomateuses peuvent subir toutes les inflexions et différenciations qui peuvent être observées dans les cellules*

*mésenchymateuses. Sarcome fibroblastique (fibrosarcome), lorsque les cellules tumorales élaborent des fibres collagènes, myxosarcome, quand les fibres et les cellules sont infiltrées d'œdème, leiomyosarcome, en cas de différenciation musculaire lisse, rhabdomyosarcome, en cas de différenciation musculaire striée, osteo ou chondrosarcome, en cas de différenciation squelettique ou lymphosarcome, plus communément lymphome, en cas d'origine ganglionnaire ou lymphoïde.*
*C'est à partir du sarcome du poulet que Rous a démontré l'origine virale de cette tumeur, ouvrant la voie à l'hypothèse virale du et des cancers. Mais, pour la plupart des sarcomes humains, l'étiologie demeure obscure. Leur survenue peut cependant être liée à des radiations ionisantes thérapeutiques, à une exposition au chlorure de vinyle pour l'angiosarcome hépatique. Plusieurs syndromes congénitaux favorisent le développement d'un sarcome telle la neurofibromatose de von Recklinghausen.*
*Dans le système nerveux, des sarcomes primitifs de siège ubiquitaire peuvent se former aux dépens des enveloppes. Le gliosarcome ou sarcogliome reste l'objet de nombreuses controverses.*
*F. P. Rous, anatomopathologiste et immunologiste américain, prix Nobel 1966 (1879-1970).*
*Etym : gr sarx : chair*
*Syn. tumeur maligne conjonctive, tumeur mésenchymateuse maligne.*

*Sarcomes avec différenciation osseuse / cartilagineuse l. m.*
*sarcomas with bone or cartilaginous differentiation*
*→ ostéosarcome extra-squelettique, chondrosarcome myxoïde extra-squelettisue, chondrosarcome chondrosarcome mésenchymateux.*

*sarcome d'Ewing l. m.*
*Ewing's sarcoma*
*Tumeur osseuse du sujet jeune, enfant et adolescent, affectant les os longs, le rachis, le crâne, pouvant siéger n'importe où sur le squelette et aussi dans les tissus mous.*

*Les lésions sont très infiltrantes et ostéolytiques, mêlées de zones de nécrose et d'hémorragie. Histologiquement, on y voit une prolifération tumorale de petites cellules peu différenciées intriquées avec des images d'ostéolyse et avec des formations d'os réactionnel. Le traitement repose sur la chimiothérapie complétée souvent par la radiothérapie et/ou la chirurgie. Les métastases cérébrales sont exceptionnelles. Une translocation chromosomique réciproque t (11; 22) (q24; q12) donnant lieu à la synthèse d'une protéine anormale EWS-ERG, est en faveur d'une origine neuro-ectodermique.*
*J. Ewing, chirurgien américain (1921).*
*→ Ewing (tumeur d'), ostéosarcome à petites cellules ».*

Les autres cancers des os sont les :
Lymphome
Fibrosarcome
Adamantinome
Hémangioendothéliome
Osteosarcoma parostéal

Enfin, il faut définir les différents types de métastases osseuses. La métastase osseuse est une hyperfixation pathologique qui apparaît sur la scintigraphie osseuse dans un autre segment osseux.
La « skip métastase » est une localisation tumorale à distance de la tumeur primitive dans le même segment osseux. Celles-ci ne sont pas considérées comme des métastases (Skip = faire un saut).

Références bibliographiques :
Dictionnaire médical de l'Académie nationale de médecine (2016-1), *Définitions-Classifications des sarcomes.*
Hassan S. F., Bekarev M. & Kim M. Y., « Cell surface receptors expression patterns in osteosarcoma », in *Cancer*, 2012 ; 118 : 740-9.
Kohler R., Wolf P. Y., Dohin B., Marec-Berard P., Philip T. & Bouvier R., « Epidémiologie clinique et classifications des tumeurs osseuses malignes de l'enfant et de l'adolescent. », in

*Les tumeurs malignes de l'enfant*, Sauramps médical, 2004 ; 14-27.
Porpiglia A. S. & Farma J. M., « New trends in the treatment of sarcoma », in *Surgical clinics of North America,* October 2016.

## Naissance de la chirurgie moderne : l'anesthésie, l'asepsie

par

Pr. Michel Germain & Dr. Xavier Riaud

C'est au milieu du XIXe siècle que la chirurgie moderne a pu se développer grâce à l'anesthésie, l'asepsie, l'antisepsie, les gants chirurgicaux et aux progrès des tables d'opération.

Sans anesthésie, il est difficile d'effectuer des opérations complexes. De nombreuses méthodes ont été employées depuis l'Antiquité : le pavot, la mandragore. Ambroise Paré comprimait les carotides pour obtenir une perte de connaissance des patients. Puis, au XVIIe siècle, l'opéré s'enivrait avant l'intervention mordait sur une balle de plomb ou était maintenu par des aides. Le chirurgien devait opérer rapidement bien sûr.

Lors de la première moitié du XIXe siècle, l'inhalation de protoxyde d'azote, ou « gaz hilarant », découvert par Priestley en 1776, est souvent utilisée comme une attraction de foire. En 1844, le dentiste américain Horace Wells a l'idée de tester les propriétés anesthésiques de ce gaz. Il se fait arracher une dent par son associé John Riggs après avoir respiré ce gaz. Il ne ressent aucune douleur. Peu après cette première tentative, Wells réussit à convaincre le chirurgien John Warren du Massachussetts General Hospital de Boston d'effectuer une intervention chirurgicale publique en utilisant du protoxyde d'azote dans son département de chirurgie. C'est un échec. Wells ne s'en remettra pas et tombera en dépression.

Concernant l'histoire de l'anesthésie, trois noms prédominent nettement : Horace Wells, William Thomas Green Morton et Charles Jackson.

Charles Jackson est un médecin et un chimiste qui a étudié une autre substance dont Paracelse a noté les propriétés analgésiques : l'éther. Il a testé ses effets sur son chien, puis sur lui-même. Il a conseillé l'usage de l'éther sulfurique à Morton comme anesthésique, et non celui du protoxyde d'azote. Toutefois, il n'a pas pris part à son utilisation en chirurgie. Il en revendiquera pourtant ardemment une paternité pour cette méthode, mais sans succès.

Le 16 octobre 1846, Morton réalise l'anesthésie d'un patient avec de l'éther au cours de l'ablation d'une tumeur maxillaire et linguale par le même John Warren de Boston. C'est un franc succès. De nombreux chirurgiens ont expérimenté l'éther. Henry Jacob Bigelow déclare, devant les succès multiples de cette méthode : *« Nous venons d'assister à un événement capital dans les annales de la chirurgie. Notre métier est délivré pour toujours de son horreur »*.

La suite de l'histoire de l'anesthésie est sordide. En effet, Morton et Jackson revendiquent chacun la découverte de l'anesthésie par l'éther. Le premier a tenté de cacher la vraie nature du gaz employé afin d'en retirer les droits exclusifs d'exploitation. Le second n'a pas reconnu la participation de Morton dans cette découverte. Lorsque Jackson s'exprime dans la presse sans associer le nom de Morton à cette découverte, ce dernier décide de se rendre à New York afin d'avoir une explication. Il meurt à peine arrivé.

La colère est mauvaise conseillère. En effet, Wells, complétement oublié, se suicide en 1848, en se tranchant l'artère fémorale. C'est cependant Wells qui démontre, le premier, l'effet anesthésique du protoxyde d'azote en pratique dentaire. Son nom est honoré dans le monde entier, car, désintéressé, il a toujours refusé toute rémunération. C'est cette raison qui conduit Wells à se séparer de Morton, alors que ce dernier a travaillé pendant une année au cabinet dentaire de Wells. Ce dernier est un véritable humaniste qui souhaite offrir sa découverte à l'humanité, alors que Morton, vénal, souhaite en retirer des bénéfices exclusifs.

En 1847, le chloroforme fait son apparition et se répand rapidement, après que la reine d'Angleterre, Victoria, ait donné naissance au prince Léopold, après avoir été anesthésiée avec du chloroforme. En 1884, l'ophtalmologiste Karl Koller développe l'anesthésie locale par instillation d'extraits de cocaïne dans l'œil. C'est Sigmund Freud qui lui en a donné l'idée en conseillant cette substance pour soulager les rages de dents.

La même année, l'américain Halsted a connaissance de cette publication. Il décide d'expérimenter sur lui-même l'injection de cocaïne par voie sous-cutanée et observe que cela aboutit à une anesthésie locale. Il expérimente pour lui-même et ses collaborateurs l'effet de la cocaïne, mais ils deviennent vite totalement dépendants. A la suite de cette dépendance, Halsted passe deux ans au Buller Sanatorium de Providence spécialisé dans la désintoxication des morphinomanes. Halsted en ressort en 1886.

L'anesthésie permet de rendre la chirurgie plus sûre pour le malade et plus confortable pour le chirurgien. Il devient alors possible d'opérer sans précipitation et de réaliser des procédures minutieuses, et complexes.

La première seringue à injection est fabriquée par Charles Gabriel Pravaz, à Lyon, en 1852. A partir de 1898, Auguste Bier propose la rachianesthésie en injectant, au contact de la moelle épinière, le liquide anesthésique.

Les années 1900 se caractérisent par l'amélioration des anesthésiques volatils et l'emploi des anesthésiques à action localisée.

L'appareil d'Ombredanne, en 1908, permet de doser l'éther inhalé. En fait, les techniques anesthésiantes sont peu modifiées durant la Première Guerre mondiale (1914-1918). Après ce conflit, l'utilisation d'anesthésiques par voie intraveineuse constitue un progrès majeur.

En 1932, un dérivé barbiturique prend son essor. C'est le pentobarbital, aussi appelé, en 1934, le penthotal. Injecté par piqûre dans une veine, ce produit donne, en quelques instants, un sommeil profond et aboutit à une relaxation complète du patient. En France, ce nouveau mode d'anesthésie débute très lentement avant la Deuxième Guerre mondiale. Il faut noter que c'est en 1944 que s'est agencée l'anesthésie réanimation suite à l'arrivée de la première armée française en Provence.

Il faut attendre 1948 pour que soit créé, en France, un diplôme officiel d'anesthésie.

Outre l'anesthésie, la respiration artificielle est une évolution positive indéniable, permettant le contrôle rigoureux de la respiration. Celle-ci se fait soit par un appareil simple avec un ballon d'oxygène, soit par des respirateurs artificiels. C'est C.

Crafoord de Stockholm qui, le premier, utilise un respirateur automatique pour la chirurgie thoracique. En 1953, au Danemark, lors de l'épidémie de poliomyélite, le ventilateur d'Engström a sauvé de nombreuses vies. L'intubation trachéale est indispensable pour réaliser une respiration artificielle efficace.
L'hypotension provoquée et contrôlée a pour but de baisser la pression artérielle, et de réduire les hémorragies. Pour cela, des analgésiques dérivés de la morphine sont administrés.
L'anesthésie électrique est induite par application d'électrodes sur le front et les tempes du patient. Cette technique est surtout utilisée en science vétérinaire. Anesthésie et réanimation sont étroitement associées. La réanimation a pour but de maintenir et de rétablir la stabilité des différentes fonctions vitales de l'organisme. La transfusion sanguine participe aussi à l'intervention chirurgicale. C'est Landsteiner, un Autrichien, qui démontre l'existence des groupes sanguins en 1900.
La réanimation intéresse à présent tous les services de soins médicaux et chirurgicaux, et, ce, dans toutes les disciplines. Le défibrillateur a également une importance fondamentale. C'est le cas lorsque le cœur est en arrêt total ou en fibrillation ventriculaire. Un choc électrique assuré par le défibrillateur peut sauver la vie du malade et les battements cardiaques efficaces reprennent. Il restait à vaincre les infections post-opératoires.

L'infection des plaies opératoires est un problème auquel ont été confrontés les chirurgiens depuis des siècles. Le premier à accuser les mains des praticiens à l'origine des infections est l'obstétricien hongrois Ignaz Semmelweis. En 1846, il est nommé praticien au sein de l'hôpital général de Vienne. Il est frappé par la fréquence élevée des fièvres puerpérales dans les salles où exercent les médecins alors que cette infection est moins fréquente dans les salles occupées par les sages-femmes. Semmelweis soupçonne alors les médecins d'être responsables de ces dernières, en apportant en salle d'accouchement des « miasmes » contractés lors d'autopsies et dont leurs mains sont souillées. Il préconise alors le lavage des mains au chlorure de chaux. Ainsi, il permet de réduire la fréquence des infections puerpérales, en la divisant par dix. Eradiquer les microbes des zones opérées est une première avancée dans la lutte contre l'infection.

En 1878, Pasteur est convaincu que les microbes sont responsables des infections observées chez l'homme et qu'ils sont présents dans notre environnement. A partir de 1880, les idées de Pasteur sont peu à peu suivies. Terrillon et Terrier en France, Halsted aux Etats-Unis appliquent les procédures proposées par Pasteur.

C'est à partir des années 1880, que les blouses et les calots font leur apparition, et que les opérations sont effectuées dans des salles spécialement dédiées à cela.

La date de 1880 est importante : naissance des gants chirurgicaux et développement des tables d'opération.

En 1758, le Docteur Johann Walbaum fait la première description écrite du gant chirurgical. C'est pour une utilisation gynécologique. Il utilise un gant pour les versions intra-utérines. Ce gant est fabriqué en caecum de mouton et couvre la main, laissant libres le pouce et l'index. Ce gant permet l'accès au vagin en atténuant les lésions liées à ces manœuvres habituellement faites à main nue.

À la même époque, le Dr. Jacob Plenk (1739-1807) utilise des gants en caoutchouc pour l'examen gynécologique de femmes ayant des infections vaginales, la syphilis en particulier, ceci à but prophylactique. Les gants en caoutchouc de cette époque sont incommodes. Epais, ils limitent les sensations tactiles. Par la suite, les gants sont successivement fabriqués en coton, en cuir, en soie et, finalement, en caoutchouc. Les gants d'usage courant sont utilisés pour protéger l'équipe chirurgicale contre les collections suppurées des patients ou contre les solutions antiseptiques pulvérisées dans l'air, et sur le patient (technique de Lister). En effet, Lister, en 1850, utilise la vaporisation d'acide carbolique dans l'air et sur la peau des opérés. Cette technique se répand rapidement en Europe et en Amérique. La préparation de la peau des opérés par des solutions antiseptiques date de cette époque. Richard Cooke du New Jersey imagine, quant à lui, les gants en caoutchouc. En 1834, Cooke l'écrit à Valentine Potte, chirurgien célèbre. Il s'agit schématiquement d'une solution de térébenthine associée à une solution de caoutchouc. En lubrifiant

les mains avec ce produit, on dispose d'une paire de gants en caoutchouc.
À la même époque, Charles Goodyear aboutit au procédé de vulcanisation. Cette méthode de vulcanisation du caoutchouc est brevetée en 1843, révolutionnant la production et la structure des gants en caoutchouc. Leur utilisation est facilement acceptée pour les autopsies, mais pas pour les techniques aseptiques. Goodyear envisage le caoutchouc comme un matériau plastique très polyvalent. La création des gants en caoutchouc est définitivement en route. Un autre point capital dans l'histoire des gants en caoutchouc est la publication d'un brevet anglais déposé par Thomas Poster, en 1878, d'une fabrique de gants destinés à un usage chirurgical.
Charles Goodyear est un visionnaire. Et c'est William Halsted, chef du département de chirurgie du Johns Hopkins Hospital à Baltimore, qui a réellement pensé à faire fabriquer des gants à visée chirurgicale pour la seule protection dermique de son infirmière de salle d'opération, Caroline Hampton. Durant l'hiver 1889-1890, son infirmière et future épouse, Caroline Hampton, chargée de sa salle d'opération, se plaint de dermite sur les avant-bras et les mains, liée à la désinfection par les antiseptiques locaux à base de « sels mercuriques ». Elle est d'une efficacité remarquable. Aussi, William Halsted veut la conserver dans son équipe. Il cherche alors une solution.
De passage à New York en 1890, il contacte la compagnie de caoutchouc Goodyear pour faire fabriquer deux paires de gants en caoutchouc fin, au seul usage de son infirmière favorite. Ces premiers gants fabriqués ne sont pas restérilisables. William Halsted a donc introduit les gants chirurgicaux dans ses propres salles d'opération. L'histoire de William Halsted et des gants chirurgicaux est restée célèbre, car le John Hopkins Hospital où il est chef de département est un des hôpitaux les plus célèbres des Etats-Unis. Les gants sont si satisfaisants que, bientôt, ses assistants les portent à leur tour.
Mac Burney approuve l'opinion de Halsted et porte occasionnellement des gants. En 1913, William Halsted admet que l'usage des gants chirurgicaux est plus une évolution qu'une découverte. Progressivement, les gants chirurgicaux sont utilisés dans le monde entier.

Références bibliographiques :
Arnulf G., *L'histoire tragique et merveilleuse de l'anesthésie*, Lavauzelle (éd), 1989.
Dacchez R. R., *Histoire de la médecine*, Tallandier (éd.), Paris, 2008.
Germain M. A., *Les tables d'opération. De l'Antiquité à nos jours*, L'Harmattan (éd.), 2016, 171 p.
Germain M. A., *L'épopée des gants chirurgicaux*, L'Harmattan (éd.), 2015, 218 p.
Germain M. A., *René Leriche, pionnier de la chirurgie vasculaire*, Glyphe (éd.), Paris, 2011.
Riaud X., *Les dentistes américains dans la guerre de Sécession (1861-1865)*, L'Harmattan (éd.), Paris, 2ème éd., 2012.
Zimmer M., *Histoire de l'anesthésie*, EDP Sciences, Les Ulis, 2008.

## L'histoire prodigieuse des tables d'opération

Les tables d'opération ont connu des progrès et une évolution considérables permettant une amélioration extraordinaire des soins.
Initialement, dans l'Antiquité, les patients sont traités surtout par traction pour les fractures des membres et en position allongée. Les tables d'opération initiales sont rudimentaires et comportent un simple support plat en bois. Puis, les malades sont opérés sur des fauteuils en position assise, à partir de 1850. On comprend sans peine les limites de cette position surtout pour les opérations gynécologiques et du périnée. Ces fauteuils sont toujours utilisés en chirurgie dentaire.
Des chirurgiens de talent, Trendelenburg en 1890 et Jules Péan en 1892, imaginent des tables horizontales, et inclinables. Ces évolutions sont permises grâce aux progrès de l'anesthésie en 1846.
Après 1950, arrivent des tables d'opération extrêmement sophistiquées avec une mécanisation de plus en plus développée. La sécurité des tables d'opération est renforcée avec deux, voire trois commandes allant dans ce sens.
Six grandes périodes ont permis cet essor : avant 1800 ; de 1800 à 1860 ; de 1860 à 1920 ; de 1920 à 2000 et après 2000.

- *Dans l'Antiquité*

Le Tigre et l'Euphrate ont servi la civilisation mésopotamienne. Le Nil, quant à lui, a engagé la civilisation égyptienne. Ces civilisations ont eu un destin florissant. La culture grecque, surtout maritime, s'est nourrie de leurs apports. L'histoire médicale connue commence, il y a 4000 ans, sur les berges des fleuves Tigre et Euphrate. Hippocrate, né en 460 avant notre ère, décrit une table utilisée pour réduire les fractures des membres. Les instruments utilisés sont préservés, mais les tables d'opération ne sont pas décrites.

- *Avant 1800*

Ambroise Paré, en 1580, ne semble pas faire évoluer les tables d'opération. En 1741, deux cents ans plus tard, Joannis Scultetius décrit une table dans son livre. Une des figures montre la table qu'il utilisait, mais il n'existe pas de progrès.

- *De 1800 à 1860*

Durant la première moitié du XIX<sup>e</sup> siècle, les tables d'opération sont toujours fabriquées en bois sans visée aseptique.

En 1829, Sir Asley Cooper recommande une table. Elle est en bois et permet d'opérer le malade en position allongée.

En 1858, l'Amérique se joint à cette lente évolution et une table en usage au Long Island College Hospital est décrite. A la même époque, une table est montrée en Autriche, à Vienne, bien adaptée aux opérations sur la tête.

En 1874, en Amérique, en France, en Russie, des tables sont décrites. Les buts sont l'élégance de la table, la durabilité, le coût modeste et un usage universel pour toutes les spécialités. Le bois est le matériau largement répandu.

- *De 1860 à 1920*

Cette époque est très dynamique et créative. A la fin du XIX<sup>e</sup> siècle, émerge la chirurgie aseptique avec la construction d'hôpitaux modernes. Les tables métalliques transportables apparaissent, avec en particulier l'Allemand Retslag.

En 1879, avec Forster aux USA, débute une période qui voit la conception en grand nombre de tables d'opération massives, avec des étriers et des tiroirs de rangement pour les instruments.

A partir de 1880, grâce au développement de l'anesthésie, puis de l'asepsie liée aux travaux de Pasteur, les progrès se multiplient. Le bois est encore utilisé et les tables restent encombrantes. Toutefois, les tables commencent à avoir une bascule et sont inclinables.

En 1883, la table principale est accompagnée d'une table latérale utilisée pour la chirurgie de la main. De plus, un drainage central de la table permet d'évacuer tous les fluides. C'est une innovation véritable.

En 1887, la table comporte un pilier central au lieu des quatre pieds habituels. Puis, en 1888, avec le revêtement en verre sur la table d'opération, un nouveau pas est franchi. Reverdin de Genève en est le promoteur.

En 1890, Trendelenburg introduit une évolution majeure. Elle permet de donner des positions très diversifiées, en particulier l'inclinaison dans le sens de la longueur. La table peut être levée ou abaissée grâce à un levier central muni d'une manivelle. Bien sûr, des modifications et des améliorations seront apportées dans ce domaine, surtout aux USA.
En 1892, Jules Péan décrit, à Paris, sa propre table. Elle repose sur un pilier central et quatre pieds.
En 1910, en raison de la grande diversité des tables d'opération, plusieurs exigences se font jour. D'abord, le revêtement en verre sur les tables à plateau peut se briser et il est lourd, mais elles préfigurent les tables radiotransparentes. Le nickel prend rapidement la température du malade, d'où son intérêt. Les deux supports distaux doivent être séparés, facilitant les opérations unilatérales sur les membres inférieurs. La table latérale est pratique pour la chirurgie du sein ou de la main. La table d'instrument est solidarisée à la table d'opération. La position de Trendelenburg est fondamentale. Le repose-tête doit être mobilisable. Un arceau doit permettre de séparer le champ opératoire de l'anesthésiste.

- *De 1920 à 2000*

Les tables d'opération sont constituées de deux parties : le pilier ou socle, et le plateau. Trois types de pilier existent : piliers fixes, piliers déplaçables et piliers mobiles.
- Le pilier fixe donne une stabilité totale de la table. Le pilier est encastré dans le béton du sol. Ce pilier autorise une rotation de 350°. L'absence de batterie électrique dans le pilier diminue la maintenance, à condition d'avoir prévu la réservation, c'est-à-dire le câblage électrique qui passe dans la dalle de béton. L'inconvénient est que toute panne de la table immobilise la salle.
- Le pilier mobile : son avantage est précisément sa mobilité. Cela permet de nettoyer une salle d'opération vide. Les modèles actuels ont leur centre de gravité surbaissé. Leur stabilité est proche de celle des tables à pilier fixe. Les inconvénients résident dans la nécessité d'une batterie électrique rechargée une fois par semaine et dans celle de décontaminer la face inférieure du pilier.
- Comment choisir ? L'équipement homogène du bloc opératoire en piliers de même type est recommandé. Le choix des piliers

fixes est préférable lorsqu'une excellente stabilité de la table est nécessaire en particulier en orthopédie. Dans les autres cas, il est préférable de s'orienter vers un pilier mobile.

- Parmi les plateaux, il en existe deux types.

Le plateau fixe solidaire du pilier nécessite deux déplacements du malade depuis son lit d'hospitalisation, jusqu'à ce plateau. Le plateau mobile est déplacé grâce au système de chariot transfert qui n'impose qu'un seul déplacement du patient. Celui-ci est déplacé de son lit au chariot transfert qui sera fixé au pilier de la salle d'opération. Ce modèle est actuellement retenu.

Les tables d'opération modernes sont fabriquées en fibres de carbone, permettant un contrôle radiologique. Elles sont donc coûteuses.

- *Après 2000*

Depuis ce moment, on tend vers les tables modulables avec une configuration souple. La table peut être raccourcie, rallongée ou équipée de modules spéciaux. La notion de chirurgie évolue. Elle devient aussi mini-invasive, interventionnelle. Les blocs opératoires hybrides permettent la chirurgie conventionnelle (par voie ouverte, par cœlioscopie, par thoracoscopie) et la chirurgie interventionnelle, orthopédique, cardiovasculaire, urologique, sans ouverture. Cette chirurgie interventionnelle revient à opérer sur des tables de radiologie, en fibres de carbone, radiotransparentes. C'est la chirurgie hybride. Il n'y a pas d'IRM dans ces salles, car l'IRM est un aimant extrêmement puissant, qui attire tous les matériaux métalliques.

La pathologie de l'appareil locomoteur, y compris du tronc représente près de 40 à 50 % de la pathologie touchant l'être humain au cours de sa vie. En 2017, les actes de chirurgie orthopédique concernent 50 % de tous les actes chirurgicaux effectués durant cette année sur la population, enfants et adultes confondus. Les tables opératoires orthopédiques sont caractérisées par la traction que l'on peut installer sur la tête, sur un membre supérieur ou inférieur, sur les deux membres inférieurs, et que l'on peut placer sur une table opératoire ordinaire en décubitus dorsal, ventral ou latéral, ou le plus souvent sur une table opératoire spéciale, dénommée table orthopédique, dont les modèles se sont affinés au fur et à mesure du temps. Cette traction a toujours été à la base des thérapeutiques orthopédiques. Elle est parfois aigue, brusque, ou progressive. Elle peut être lente et continue pour corriger des déformations secondaires.

Dès Hippocrate, la traction est utilisée sur des tables opératoires primitives. Cette traction est rapportée dans les œuvres de Galien, d'Avicenne. En 1528, à Strasbourg, une des premières tables réellement orthopédiques est signalée. En 1848, la table opératoire de correction des scolioses de Jules Guérin est utilisée à l'hôpital des enfants assistés à Paris. Suite à la découverte de l'antisepsie en 1845, avec Lister, de l'anesthésie en 1844, de la vraie asepsie de Pasteur (1840 -1844), la chirurgie devient aseptique : autoclave de Poupinel (1888), gants chirurgicaux en latex de Halsted (1889).

Les tables opératoires s'améliorent progressivement et se complexifient. Elles rendent l'acte opératoire de plus en plus efficace et fiable. Une partie de la chirurgie orthopédique peut se réaliser sur des tables d'opération classiques, ordinaires. Il faut disposer de rails tout au long des plateaux, des deux côtés pour fixer solidement les différents appuis. Il est indispensable que les tables puissent disposer de plusieurs appuis, tablettes latérales orientables et de coussins appropriés.

L'impératif est que la stabilité du patient soit absolue, d'où un certain nombre d'appuis fixes en évitant toute compression localisée sur un trajet vasculo-nerveux. De plus, il est souhaitable que ces tablettes où repose le membre soient radiotransparentes pour des contrôles radiologiques.

Ainsi, la chirurgie de pratiquement tout le membre supérieur, y compris la main, et celle de tout le membre inférieur, y compris le pied, peuvent être réalisées pour peu qu'une traction permanente sur le membre ne soit pas nécessaire.

C'est sur ce type de tables où, grâce à divers appuis, de nombreux actes chirurgicaux orthopédiques peuvent être effectués sans traction. Ils peuvent être faits en diverses positions avec l'avantage de pouvoir modifier facilement celle d'un membre, ou d'une partie de membre, pendant l'acte chirurgical grâce à une bonne disposition des champs stériles, et souvent avec l'aide d'un assistant dédié à la manipulation du membre. Par exemple, pour une position opératoire en décubitus latéral gauche, la tête et le membre supérieur droit sont installés sur coussins et appui-bras permettant un bon abord aux voies aériennes, et vasculaires pour l'anesthésiste. De plus, la table peut être « cassée » pour une meilleure exposition d'une partie du tronc ou pour aboutir à une meilleure ventilation pour l'anesthésiste. Le patient est bien calé par divers appuis solidarisés à la table grâce aux rails de fixation. Le membre inférieur droit, siège de la lésion à traiter, peut ainsi être préparé stérilement dans son ensemble et manipulé librement pendant toute la procédure.

La table opératoire peut être équipée d'un tablier décalé permettant l'installation et l'usage peropératoire d'un amplificateur de brillance par exemple ou de tout autre appareil de contrôle radiologique. Il est indispensable, sur les tables ordinaires ou orthopédiques, qu'un soin tout particulier soit pris pour éviter les points d'appuis cutanés en regard des zones sensibles vasculo-nerveuses.

Ainsi, grâce à ces nombreux appuis différents, on peut réaliser une foule de positions opératoires pour telle ou telle voie d'abord : les membres supérieurs ou inférieurs, tel autre élément du tronc, y compris la tête et le cou. Une partie de la chirurgie rachidienne, celle par voie antérieure en décubitus dorsal ou latéral, ne réclamant pas de traction peropératoire, peut être réalisée de cette manière.

Il est simple d'équiper une table ordinaire d'un système de traction peropératoire, si on dispose d'étriers stériles se fixant directement sur le squelette distal comme le calcanéum à l'aide d'une broche, ou directement par traction de la main comme l'a proposé Finochietto. Dès le début du XX^e^ siècle, sont apparues des tables opératoires dont l'origine est mal connue, surtout après le développement de l'enclouage des fractures du col du fémur par Smith-Peterson.

La table de Robert Merle d'Aubigné dérive de ces expériences. Elle est constituée par un cadre fixé à la partie principale de la table opératoire à l'aplomb du plot central d'appui au sol de la table. Cette table est faite d'un montage de tubes rigides et d'un plateau rembourré destiné à recevoir la tête, le haut du thorax et du rachis dorsal du patient. Le sacrum et la partie postérieure du bassin sont posés sur un appui mince et rigide en forme de fer à cheval surmonté d'une tige rigide, et rembourrée d'une quinzaine de centimètres, destinée à un appui périnéal, le tout appuyé sur un plateau rigide posé sur la partie distale du plateau principal de la table d'opération. Deux tiges d'extension réglables en longueur, mais aussi permettant, de chaque côté, un plus ou moins grand angle d'abduction, vont de ce support jusqu'à la fixation des pieds, avec ou sans chaussons de réception, eux-mêmes réglables dans toutes les directions, y compris en rotation axiale. Ils sont fixés sur une tige filetée à gros pas, pouvant exercer une traction axiale sur presque 40 centimètres, donc permettant une adaptation à tous les calibres de malades. Deux tiges réglables en hauteur, mais appuyées au sol, sont rattachées à ces bras d'extension des membres inférieurs pour les soutenir. Ce système très modulable et facile d'utilisation est quand même dévolu principalement au décubitus dorsal. Cette table permet une manipulation des segments du membre, une traction plus ou moins prononcée pour obtenir le réalignement, la réduction des fragments osseux fracturés, qui est contrôlée radiologiquement de manière aisée. Après la mise en place du champ opératoire stérile, la chirurgie et les divers types d'ostéosynthèse peuvent être effectués.

La table orthopédique des frères Judet amène encore des améliorations, en permettant un grand choix de positions opératoires, y compris la position ventrale et la possibilité de faire une radio peropératoire à tout moment. Le fait de pouvoir abaisser le membre opéré d'une prothèse totale de hanche par voie antérieure constitue une aide indiscutable. La table orthopédique de Judet est celle qui donne la plus grande versatilité.

Les tables orthopédiques pour chirurgie rachidienne. Pour éviter les saignements importants qui gênent, aveuglent et ralentissent l'acte chirurgical, il faut obtenir une liberté abdominale, et donc éviter toute pression à ce niveau. La disposition habituelle de coussins assez fermes pour soutenir les points d'appui (crêtes iliaques, thorax) sur une table ordinaire peut suffire, mais, souvent, ces coussins se déplacent et le saignement augmente. Il est également souhaitable que les membres inférieurs soient détendus en légère flexion des genoux.

En 1967, l'anesthésiste de John Hall, J. E. S. Relton, à Toronto, a imaginé ce cadre que l'on place sur une table ordinaire où les

coussins peuvent être positionnés de manière personnalisée, sous les deux crêtes iliaques et sous le thorax droit, et gauche, en fonction de la taille, du poids du patient, pour que l'abdomen soit le plus possible dans le vide. Des coussins sont également placés sous la tête et sous les genoux, et les pieds pour détendre tous ces éléments. On peut associer, à ce cadre pour le décubitus ventral, un système de traction simplifié, constitué d'une traction tête d'un côté, grâce à un halo, une poulie et des poids, et deux autres poulies mises au niveau de la partie distale de la table pour qu'on effectue une traction symétrique, ou asymétrique, des membres inférieurs par des bandes adhésives cutanées ou de broches trans-osseuses fémorales, ou tibiales.
La table opératoire de chirurgie du rachis d'Yves Cotrel est dérivée du cadre de confection des plâtres correcteurs de scoliose. Elle est facile à transporter, car montée sur des roulettes blocables. Elle est exclusivement réservée à la chirurgie rachidienne par voie postérieure avec traction. Celle-ci est réalisée par une prise de la tête par une têtière de cuir moulée et rembourrée. Le câble de traction est relié à une crémaillère par un dynamomètre qui permet de mesurer les efforts de traction très précisément pour ne pas dépasser le dixième du poids du corps. Les bras sont placés sur des repose-bras réglables dans tous les axes. Le thorax est installé sur un coussin réglable donnant une position favorable pour la fonction cardio-respiratoire. Les crêtes iliaques sont placées sur des coussins fermes et réglables en hauteur par rapport au sol, ce qui permet de corriger la lordose lombaire. La contretraction des membres inférieurs est réalisée par des chaussons fixés aux deux pieds et rattachés chacun à un câble relié à une crémaillère indépendante effectuant une traction asymétrique sur chacun des membres inférieurs, donc sur le bassin. Une grande cassette de radiographie peut être placée sous l'axe du corps, enfilée dans une glissière adéquate par le côté céphalique.
La table MTS de Jackson, initialement destinée à la chirurgie rachidienne avec traction en décubitus ventral, peut être utilisée sans aucune traction et permet de positionner le patient en flexion hanche, et genoux pour libérer la pression abdominale, et exposer le rachis lombaire. Tous les positionnements sont possibles.

De nombreuses adaptations de tables orthopédiques pour la chirurgie rachidienne voient le jour, mais toujours avec le même principe de positionnement dans les trois plans de l'espace, avec des possibilités de traction sélective.
*Pour les opérations de sarcome osseux, nous avons utilisé des tables orthopédiques ordinaires, sans traction.*

Les tables d'opération sont un dispositif médical soumis à une réglementation précise. La norme NFC 74-331 précise que la table d'opération est « *un ensemble mécanique destiné à supporter un patient animé de mouvements nécessaires aux explorations et interventions chirurgicales en salle d'opération, avec leurs parties intégrantes de base indispensables en utilisation normale* ». Citons des normes importantes : NFS 90-316, NFC 74-010. L'entretien des tables est également mentionné. La normalisation et sa promotion sont assurées par l'AFNOR. Les tables d'opération, comme les salles d'opération, les éclairages, le traitement de l'air, l'informatique, sont des équipements à fort potentiel évolutif.

Références bibliographiques :
Germain M. A., *Les tables d'opération. De l'Antiquité à nos jours*, L'Harmattan (éd.), 2016, 171 p.
Germain M. A., *L'épopée des gants chirurgicaux*, L'Harmattan (éd.), 2015, 218 p.
Germain M. A., Bonvalot S. & Missana M. C., « L'épopée des tables d'opérations », in *Annales de chirurgie*, 2006 ; 131, 162-166.
Merle d'Aubigné R., *Nouveau traité de techniques chirurgicales*, Masson (éd.), 1974.

## James Stephen Ewing (1866-1943) : une vie émouvante

par

Pr. Michel Germain & Dr. Xavier Riaud

James Stephen Ewing a eu une vie exceptionnelle. Il est né à Pittsburg, en Pennsylvanie, le 25 décembre 1866. Il est le fils de Thomas Ewing, le juge d'Allgheny, et de Julia R. Hufaagel Ewing. Celle-ci est professeur des écoles. Elle vient de Stockbridge dans le Massachusetts et est une diplômée précoce du Holyoke College. Peut-être, son influence a-t-elle menée son fils au Amherst College dont il est sorti diplômé en 1888.
James Ewing reçoit son diplôme de Docteur en médecine au Collège des médecins et chirurgiens de l'université de Colombia, en 1891. Il a une courte fonction intérimaire au Western Pennsylvania Hospital de Pittsburgh avant son internat de titulaire au Roosevelt Hospital de New York. Là, son intérêt pour le laboratoire se manifeste et, durant son stage, il publie son premier article « Une étude de la leucocytose dans la pneumonie lobaire ». Il a une passion pour la pathologie du sang et publie son premier livre intitulé *Pathologie clinique du sang.*
Immédiatement après être sorti de l'école de médecine, James Ewing essaie de pratiquer la médecine avec un associé, le Dr. William S. Stone. Comme son activité médicale est insuffisante, James Ewing continue son travail au laboratoire et devient un assistant en histologie à Columbia. Ceci le mène, en 1899, au titre de professeur de pathologie à la Cornell University Medical School, où, à l'âge de 33 ans, il est le seul professeur à temps plein. Une carrière d'enseignant et de chercheur s'enclenche et ses cours sont écoutés avec enthousiasme par les étudiants en médecine. A cette époque, il épouse Catherine Crane Halsted, une femme particulièrement jolie et charmante. Elle est la fille d'une famille célèbre de New York. Ce jeune couple se mêle gaiement dans le monde chic et animé, au changement de siècle (du XIX^e^ au XX^e^ siècle). La naissance de leur premier enfant

nommé James Halsted Ewing est un grand bonheur pour eux. Cependant, tout ce bonheur est bouleversé lorsque Catherine Ewing décède la troisième année de leur mariage, d'une toxémie gravidique lors de la seconde grossesse. Ce choc émotionnel change complétement le caractère de James Ewing. Il devient un scientifique consacrant tout son temps à enseigner et aux études dans son laboratoire.
La vie personnelle de James Ewing se complique par une ostéomyélite du fémur, qu'il a déjà présenté lorsqu'il avait 14 ans. Cette condition le laisse avec une claudication permanente. Il souffre également d'une névralgie du nerf trijumeau intraitable pour laquelle il n'a aucun soulagement. En 1926, une intervention est réalisée par Harvey Cushing. Elle lui laisse une anesthésie faciale handicapante et un trouble cornéen. A la fin de la vie d'Ewing, une lithiase urinaire contribue encore davantage à sa détérioration physique.
Après le décès de son épouse, il est obsédé par la toxémie gravidique, un intérêt qui mobilise toute son attention et son énergie. En 1902, le fonds de recherche Collies P. Hintington Fund for Cancer Research est institué. Il stipule que le revenu du fonds sera destiné à la recherche sur le cancer. Il est remis à la Cornell University School of Medicine's Loomis Laboratory placée sous la direction du Dr. Ewing.
L'année 1910 est un tournant dans la vie de James Ewing. Après avoir publié presque 50 articles tirés de ses recherches dans son laboratoire, il conclut que le meilleur espoir pour contrôler le cancer est d'étudier la maladie chez l'homme. Il propose d'organiser une commission pour étudier les cancers humains au New York Hospital, mais cela n'aboutit pas. Par hasard, James Douglas, un ingénieur réputé des mines dont la fille est décédée d'un cancer, se décide à soutenir financièrement la recherche clinique sur le cancer. Cela est soumis à James Ewing et les deux hommes concluent que ces études doivent être menées dans un hôpital spécialisé.
The Memorial Hospital for Cancer and Allied Diseases est choisi pour leur projet. Initialement, l'institut se nomme le New York Cancer Hospital. Il est créé grâce à l'influence d'un grand gynécologue de Caroline du Sud, James Marion Sims. L'apport financier apporté par Douglas prévoit, pour le Memorial

Hospital, deux dispositions. Le Memorial doit s'engager exclusivement dans le diagnostic, le traitement et l'étude des cancers, et le Dr. Ewing doit en être désigné le pathologiste. Bien qu'il supervise les programmes cliniques et de laboratoire, il continue à enseigner à Cornell. Aussi, le Dr. Ewing n'est-il pas nommé directeur de l'hôpital avant 1931. A cette époque, il se retire de la Cornell University School of Medicine et il est affecté à cet autre hôpital.

James Ewing plonge dans une sorte de frénésie pour les études cliniques et anatomopathologiques sur les cancers humains. Il expérimente l'immunothérapie et la chimiothérapie des cancers. La valeur potentielle de traitement des cancers avec les radiations et le radium attire particulièrement son attention. Contrairement à une idée fausse, le Dr. Ewing n'est pas opposé à un traitement chirurgical des cancers. Bien qu'il s'oppose à des chirurgies héroïques, handicapantes, aboutissant à des désastres, qui n'apportent rien à la survie des patients, il veut des chirurgiens qu'ils reconnaissent qu'il y a d'autres méthodes pour traiter la maladie et pour comprendre l'histoire naturelle des cancers.

Pendant dix ans, il concentre tout son temps et ses efforts à la préparation de son travail majeur sur *Les maladies néoplasiques*, d'abord publié en 1919. Des éditions ultérieures sont publiées ensuite et le livre devient un standard de référence sur la pathologie du cancer dans le monde entier. D'autres activités l'impliquent dans l'organisation de l'American Association for Cancer Research. Il est aussi un des fondateurs de l'American Society for the control of Cancer qui est renommée ultérieurement The American Cancer Society. Il dirige aussi le bureau éditorial du *Journal of Cancer Research*.

Il est le premier professeur de pathologie à l'université Cornell et devient célèbre avec la découverte d'une forme de tumeur osseuse maligne connue sous le nom de sarcome d'Ewing.

En 1922, James Ewing est nommé membre honoraire de l'American Radium Society et, en 1933, il prononce la première conférence « *Janeway* » de cette société.

En privé, James Ewing mène une vie spartiate, vivant dans une chambre d'hôtel miteuse de Manhattan. Il récupère de vieilles enveloppes utilisant le côté blanc comme papier de note. Son automobile est une Wills St. Claire resplendissante avec des vases d'expansion et des rideaux à l'arrière du compartiment. Elle lui dure de 1921 jusqu'à sa mort en 1943. Il s'octroie du temps libre dans sa maison de Westhampton, à Long Island, où beaucoup de gens le respectent. Sa gestion économe des dépenses hospitalières n'affecte pas sa générosité envers les personnes dans la nécessité. L'argent en soi n'est pas important pour lui. Ses ressources financières sont vastes. Quand quelqu'un a besoin d'aide, il peut lui donner un chèque en blanc, en disant à la personne d'inscrire le montant nécessaire. James Ewing a été traité d'excentrique, de cynique, de brutal et de prétentieux méprisant. L'un de ses collègues le décrit comme boitant, rasant les murs dans les couloirs du Memorial Hospital avec une blouse blanche effilochée battant librement sur sa silhouette frêle comme un épouvantail dans un champ de maïs. Son visage maigre ayant l'aspect d'un faucon et ses yeux derrière des lunettes à monture d'écaille montrent la fatigue des années passées à regarder au microscope, toujours un modèle oculaire singulier. A l'opposé, il y a l'avis des gens qui côtoient James Ewing. Ils le jugent chaleureux, plein d'esprit, loyal et inspiré. Beaucoup de gens le respectent pour ses qualités intellectuelles et personnelles. C'est un enseignant et un scientifique de première force.

Plusieurs honneurs nationaux et internationaux, académiques et scientifiques sont conférés à James Ewing. Un événement de satisfaction pour lui est le transfert du Memorial Hospital, en 1938, de l'ouest de Manhattan, sur le côté est, localisé près du Cornell Medical Center et de l'Institut Rockefeller. C'est le début du centre actuel, le *Memorial-Sloan Kettering Cancer Center*. Un an plus tard, en 1939, James prend sa retraite.

Presque tous ceux qui ont connu personnellement James Ewing ont une anecdote à raconter sur lui.

Durant le printemps 1943, il fait le diagnostic microscopique de son propre cancer de la vessie qui est incurable. Il est raconté que, dans sa phase terminale, il a fait un arrêt cardiaque. Des efforts de réanimation ont été entrepris avec injection intracardiaque d'adrénaline. On prétend qu'il a demandé : « *Qu'est-ce que l'enfer vous a fait ? Maintenant, je m'en vais ! Et quand ? Laissez-moi seul.* » Il est décédé le 16 mai 1943, à New York.

Une collection de sa correspondance existe à la National Library of Medicine.

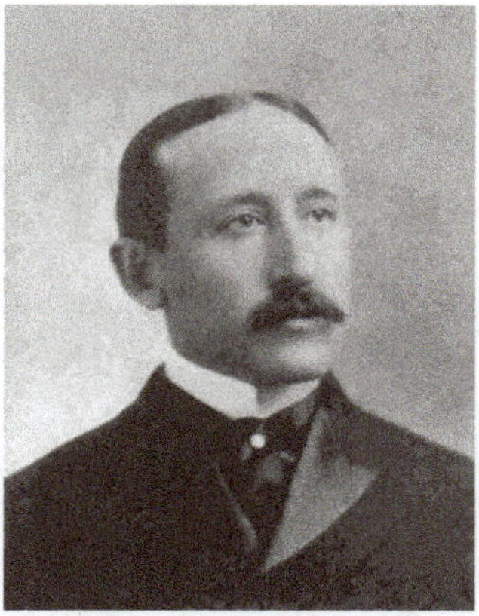

Dr James S. Ewing (1866-1943),
National Library of Medicine, USA, public domain.

Références bibliographiques :

Ewing J., *Neoplastic Diseases : A textbook on tumors*, W. B. Saunders and London (ed.), Philadelphia, 4th ed., 1940.
Ewing J. & Beebe S. P., « A study of the so called infectious lympho-sarcoma of dogs », in *Journal of Med Research*, 1906 ; 10, 209.
Murphy J. B., *James Ewing. Biographical Memoir*, National Academy of Science, Washington D. C., 1951.

## L'histoire du sarcome d'Ewing

Le sarcome d'Ewing est décrit pour la première fois par James Ewing, en 1921. C'est *« un endothéliome diffus de l'os »*. Ce sarcome est considéré comme étant d'origine neuroectodermique. James Ewing a le premier distingué cette tumeur des lymphomes et autres types de cancers connus à cette époque. Le terme de sarcome est impropre. Il s'agit en fait d'une tumeur neuroectodermique primitive (primitive neuro ecto dermal tumor, ou PNET).

En 1984, une découverte fondamentale est faite. L'équipe dirigée par Olivier Delattre, directeur de l'unité Inserm 830 à l'Institut Curie, découvre la translocation chromosomique responsable de la synthèse d'une protéine anormale. Il montre que cette tumeur est due à un échange accidentel de matériel génétique entre les chromosomes 11 et 22. C'est une translocation.

Les deux gènes cassés et recollés de façon anormale aboutissent à la naissance d'un gène muté dirigeant la mise en place d'un programme aberrant. En 1994, cette découverte permet la mise au point d'un test diagnostique de la tumeur d'Ewing. Toutefois, les cellules au sein desquelles se produit l'échange restent de nature inconnue : endothéliales, neurales, épithéliales ou autres.

En 2005, l'équipe du Pr. Ivan Stamenko de l'université de Lausanne démontre que les cellules à l'origine de cette tumeur sont des cellules mésenchymateuses souches présentes dans l'os.

En 2005, on a observé que cette tumeur osseuse extrêmement agressive est très sensible à la radiothérapie.

En 2007, le groupe de recherche du Pr. Delattre a mis en culture des lignées cellulaires de la tumeur et il a réussi à forcer les cellules tumorales à retrouver leur statut d'origine. Il sera peut-être possible de rendre ces tumeurs moins agressives et de s'opposer à leur prolifération.

Le nombre annuel de nouveaux patients (par million d'habitants de moins de 20 ans) est en moyenne de 2,9 pour le sarcome d'Ewing.
Le Dr. James Ewing a posé les fondations du Memorial Sloan – Kettering Cancer Center. James Ewing s'est alors entouré de médecins qui se sont spécialisés dans différents domaines de l'oncologie (terme moderne de la cancérologie). Sa réputation s'est répandue. Ses confrères le nommaient *« le chef »* ou *« Mr. Cancer »*. La tumeur qui porte son nom est désignée dans la littérature sous le nom de sarcome d'Ewing.
C'est une tumeur osseuse qui atteint généralement l'enfant ou le jeune adulte. Le sarcome d'Ewing est le second sarcome primitif chez l'enfant atteignant soit l'os, soit les tissus mous. 80 % des tumeurs touchent les enfants de moins de 20 ans. Cliniquement, ce sarcome se présente comme une masse douloureuse naissant de la portion diaphysaire ou métaphysaire d'un os long. L'aspect radiologique et les lésions anatomopathologiques en permettent souvent le diagnostic. C'est l'aspect d'une lésion ostéolytique avec une réaction périostée caractéristique. Histologiquement, il s'agit de petites cellules rondes avec un noyau rond et un cytoplasme clair éosinophile.
Cependant, l'identification de la cellule tumorale demeure incertaine. L'étude a été réalisée sur des biopsies fraîches avant chimio ou radiothérapie (Institut de Progenèse, Paris). Les caryotypes ont été établis après marquage des chromosomes en bandes RHG. L'analyse chromosomique met en évidence, dans toutes les mitoses observées, des translocations réciproques impliquant la bande q12 du chromosome 22. Cette translocation se fait préférentiellement avec la bande q24 du chromosome 11. Ces observations permettent d'envisager l'existence d'une translocation chromosomique caractéristique du sarcome d'Ewing.
Ce dernier est, après les leucémies myéloïdes chroniques et certaines formes de lymphomes de Burkitt, la troisième tumeur où l'on observe une translocation chromosomique impliquant spécifiquement la partie proximale du bras long du chromosome 22. Cela constitue une aide précieuse pour orienter le diagnostic de certaines formes peu typiques de tumeurs osseuses. Le facteur

pronostic le plus important de ce sarcome est la présence, ou non, de métastases au diagnostic.

Références bibliographiques :
Aurias A., Rimbaud C., Buffe D., Dubousset J. & Mazabraud A., « Translocation du chromosome 22 dans le sarcome d'Ewing », in *C. R. Acad. Sc. Paris*, 296, 1105-1107.
Odri G., Kim P. P., Lamoureux F. et al., « Zoledronic acid inhibits pulmonary metastasis dissemination in a preclinical model of Ewing's sarcoma via inhibition of cell migration », in *BMC Cancer*, 2014 ; 141-169.
Porpiglia A. S. & Farma J. M., « New trends in the treatment of sarcoma », in *Clinics Review of North America,* October 2016 ; 1084-1120.

# DEUXIEME PARTIE :
# CLINIQUE ET THERAPEUTIQUE

## Diagnostic clinique des sarcomes osseux

Les ostéosarcomes osseux, les plus fréquents des tumeurs malignes des os, débutent à l'endroit où la croissance osseuse est la plus rapide, c'est-à-dire à l'extrémité des os longs, comme le fémur, le tibia ou l'humérus. Les sarcomes d'Ewing prennent naissance au centre des os longs ou dans les os du squelette axial (bassin, côtes, colonne vertébrale, crâne).

- *La douleur*

Les symptômes (= les signes) des sarcomes ne sont pas évidents à cerner. La douleur est de loin le premier signe de découverte. Elle est isolée dans 70 % des cas, mais n'a rien de spécifique. Elle peut être discrète et se traduire par une boiterie. Généralement, elle se présente sous la forme d'élancements dans la partie, ou dans la totalité du membre atteint, lorsque l'individu est au repos. Cette douleur, parfois forte et bien localisée, est accentuée par une pression sur l'os. La douleur est le principal signe d'appel. D'intensité variable, permanente ou transitoire, elle est le plus souvent localisée à la zone tumorale, mais peut être projetée. Il convient de ne pas négliger ces signes douloureux qui sont inhabituels chez l'enfant.

La douleur devient insomniante malgré les antidouleurs. Elle s'associe souvent à une discrète baisse de l'état général, ce qui la rend évocatrice. Son ancienneté est variable. Elle peut évoluer par poussées entrecoupées d'une résolution totale, à l'origine d'une sous-évaluation de la gravité. Classiquement, elle est plus marquée la nuit et pendant les périodes de repos.

- *La tuméfaction*

La perception d'une tuméfaction est inconstante. De plus, elle n'est pas spécifique des tumeurs malignes : elle s'observe dans les tumeurs bénignes. Les tumeurs d'Ewing s'accompagnent de tumeurs des parties molles parfois volumineuses contrairement aux ostéosarcomes. La palpation de cette tumeur est d'autant plus

facile que la lésion est superficielle, ce qui est le cas du genou ou de l'épaule. L'évolution de cette masse est en général très lente. Il existe parfois une masse molle et chaude, surtout en cas de tumeur d'un membre.
D'autres signes dépendent de l'atteinte des organes de voisinage. Les tumeurs du sacrum ou du bassin peuvent évoluer sans douleur, jusqu'aux signes de compression nerveuse. Les tumeurs de côte peuvent se manifester par des troubles respiratoires. Les tumeurs vertébrales peuvent donner des signes de compression de la moelle épinière. La fièvre peut s'observer, en particulier dans les sarcomes d'Ewing.

- *D'autres signes se rencontrent*

D'autres signes existent : la fièvre d'apparition brutale sans cause identifiée. C'est parfois une fatigue, une perte de poids.
Dans les cas extrêmes, le sarcome est détecté lors d'une fracture spontanée de l'os suite à un traumatisme mineur et dans ce cas, la tumeur a envahi l'os de façon circulaire. Un traumatisme est invoqué dans 50 % des cas d'ostéosarcome et dans 25 % des cas d'Ewing. Cependant, on connaît la fréquence des traumatismes chez ces enfants et adolescents souvent sportifs. Il faut examiner soigneusement la trame osseuse.
Une boiterie s'observe si le cancer des os touche une jambe, ou si parfois des difficultés à bouger le membre surviennent.
Le siège des sarcomes est assez précis. Les ostéosarcomes siègent surtout au niveau de la métaphyse près du genou. Les métastases sont essentiellement pulmonaires, et cérébrales.
Les sarcomes d'Ewing sont surtout localisés au niveau des os plats (bassin et côtes) et aussi au niveau des os longs, intéressant alors la diaphyse plus que les extrémités.
La sémiologie d'emprunt s'observe selon la topographie :
. Douleur sciatique en cas d'atteinte vertébrale ;
. Troubles sphinctériens si atteinte du pelvis ou du sacrum ;
. Signes pleuro-pulmonaires en cas de tumeur costale.
Dans ces cas, l'imagerie permettra la différenciation entre tumeur bénigne et maligne, et évaluera l'extension. Aussi, la biopsie est-elle fondamentale, avec analyse histologique et bactériologique. La biopsie de la tumeur doit toujours être chirurgicale, par voie ouverte et non à l'aiguille. Elle est guidée par les informations obtenues grâce à l'IRM. Les lésions osseuses ont des

caractéristiques précises. Leur grande diversité et leur hétérogénéité ont des aspects histologiques différents.
Pour l'ostéosarcome, 80 % surviennent autour du genou et loin du coude. Les métastases se situent dans 90 % des cas dans les poumons. Les métastases sur un autre os sont possibles, également au niveau du cerveau.
L'évolution la plus fréquente est constituée par les métastases pulmonaires. Les facteurs pronostics favorables sont déterminés par le nombre de nodules pulmonaires. C'est mieux lorsqu'il est inférieur à 4.

- *Les formes particulières*

Elles sont l'ostéosarcome para-ostéal ou juxta-cortical, développé sur la partie périphérique d'un os long habituellement à la face postérieure du bas du fémur.
L'ostéosarcome para-ostéal est une forme rare d'ostéosarcome développé à la partie externe d'un os long. L'ostéosarcome à petites cellules a une présentation comparable à celle des ostéosarcomes. L'ostéosarcome multifocal est caractérisé par des localisations osseuses multiples dès le diagnostic. L'ostéosarcome radio-induit survient dans le champ d'irradiation après une radiothérapie antérieure.
Les tumeurs d'Ewing ont une prédominance masculine et surviennent avant l'âge de 30 ans. Le facteur pronostic le plus important est la présence, ou non, de métastases au diagnostic. L'amélioration du pronostic est due à l'utilisation de la chimiothérapie associée au traitement chirurgical. La radiothérapie est souvent utilisée en complément de la chirurgie. La radiosensibilité des tumeurs d'Ewing justifie des doses entre 55 et 60 Gy (Le Gray est l'unité de mesure de dose absorbée de radiation communiquant à 1 kg de matière irradiée une énergie de 1 joule). Il existe d'autres tumeurs osseuses malignes :
Le chondrosarcome : tous les os peuvent être atteints surtout le fémur et le bassin.
L'adamantinome est très rare. C'est une tumeur à malignité atténuée, surtout au tibia. Elle peut aussi se localiser sur la mandibule ou sur le maxillaire.
Le chordome est rare, localisé sur les articulations entre la tête et le cou, avec image de destruction de l'os.

Le lymphome osseux peut être diffus ou se présenter comme une tumeur osseuse isolée. Le traitement est basé sur la chimiothérapie.
Une douleur d'un membre ou d'une portion de membre qui dure plus de 10 jours chez un enfant doit être explorée radiologiquement.

- *Le délai diagnostic*

Toutes les séries font état d'un retard de diagnostic, parfois important, qui relève tant du patient que du médecin. Pour le sarcome d'Ewing, seuls 19 % des cas sont diagnostiqués d'emblée, car la douleur évolue volontiers avec des épisodes résolutifs. Les radiographies initiales sont considérées à tort comme normales. Lorsque le diagnostic a été méconnu initialement sur une première radio, il s'écoulera un important délai avant que soit remise en cause la première impression rassurante conduisant à un nouveau cliché.

- *Au total*

L'analyse plus fine du symptôme douleur et un bon examen clinique sont les clés du diagnostic qui doivent conduire à la prescription de radiographies.

Références bibliographiques :

Hassan S. E., Bekarev M., Kim M. Y. et al., « Cell surface receptor expression patterns in osteosarcoma », in *Cancer*, 2012 ; 118 : 740-749.
Kohler R., Wolf P. Y., Dohin B., Marec-Berard P. et al., « Epidémiologie clinique et classifications des tumeurs osseuses malignes de l'enfant et de l'adolescent. Les tumeurs malignes de l'enfant », in *Sauramps médical*, 2004 ; 13-27.
Porpiglia A. S. & Farma J. M., « New trends in the treatment of sarcoma », in *Surgical clinics of North America*, October 2016 ; 936-1142.

## La pathologie comparée

Il est pertinent de préciser les particularités des sarcomes osseux dans deux espèces animales que nous connaissons bien : le chien et le chat[1].

- L'ostéosarcome canin

L'ostéosarcome est la tumeur osseuse primitive la plus fréquente chez le chien. Elle se caractérise par un comportement biologique particulièrement agressif, à la fois localement, dans l'os atteint, et à distance, c'est-à-dire des métastases. Ce sont les chiens de race de grande taille et de taille géante qui sont typiquement atteints (surtout : rottweiler, lévrier anglais, Irish Wolfhound, les chiens des Pyrénées, Terre-neuve, Leonberg, Grand Danois ou dogue allemand). Les sites les plus fréquents d'ostéosarcome au niveau du squelette sont, dans l'ordre, le radius distal et l'humérus proximal du membre thoracique et le tibia distal, ou proximal, et le fémur distal du membre pelvien. Comme chez l'homme, on signale les localisations les plus classiques : loin du coude et près du genou. L'hypothèse dans ces grandes races est que le poids de l'animal agit sur les métaphyses. Elles seraient anormalement stimulées et cela entraînerait des sarcomes.

Dans les petites races canines, au contraire, les localisations sont habituellement retrouvées sur le squelette axial et au niveau du crâne.

Les ostéosarcomes sont classés en centraux ou médullaires, périostés, parostéaux et extra-squelettiques. Les sarcomes extra-squelettiques les plus fréquents chez le chien (Canis canis) sont situés sur les glandes mammaires et la rate. Comme chez l'homme, la classification de l'OMS du chien et du chat (Félix catus) reconnaît plusieurs types histologiques : ostéoblastique

[1] Chapitre revu par le Pr. André Laurent Parodi, directeur honoraire de l'Ecole vétérinaire de Maisons-Alfort.

(non productif, modérément productif, productif), chondroblastique, fibroblastique, télangiectasique, à cellules géantes et mal différenciées.
La vitesse de progression des tumeurs malignes est relativement importante. Au moment du diagnostic, le pronostic est déjà réservé et l'espérance de vie est réduite.
La dissémination métastatique des ostéosarcomes est souvent précoce avec un envahissement fréquent des poumons, puisque cela concerne la circulation cave et non portale. Lorsqu'on ne détecte pas de métastase au diagnostic, le traitement standard de l'ostéosarcome canin est l'amputation du membre atteint. Une chimiothérapie post-opératoire est indiquée. Le pronostic de survie moyenne d'un chien amputé et qui ne reçoit pas de chimiothérapie est d'environ 4 à 5 mois.
La survie est de 9 à 11 mois lorsque l'amputation est suivie de chimiothérapie. La qualité de vie des chiens amputés d'un membre est généralement excellente. Lorsque l'amputation n'est pas possible, une thérapie palliative, visant à améliorer la qualité de vie du chien est possible et peut inclure : radiothérapie palliative, anti-inflammatoires, antalgiques (morphiniques par exemple), aminobiphosphonates (médicament inhibant le remodelage osseux).

- L'ostéosarcome des membres du chat

Ce type de sarcome est plus fréquemment rencontré sur les membres pelviens, contrairement au chien. Le pronostic de l'ostéosarcome du chat est meilleur que celui du chien avec une médiane de survie dépassant 18 mois avec la chirurgie seule, qui comporte l'amputation. La chimiothérapie est parfois associée.

Références bibliographiques :
Ottaviani G. & Jaffe N., « The epidemiology of osteosarcoma », in *Jaffe N. et al., Pediatric and adolescent osteosarcoma.* New York, Springer, 2009.
Osuna D. & de Alava E., « Molecular pathology of sarcomas. », in *Rev. Recent. Clin Tials*, 2009; 4 (1): 12-26.

## L'IRM (Imagerie par résonance magnétique)

Après la constatation clinique d'anomalies locorégionales (douleurs, tuméfaction…), les radiographies standards constituent la première étape diagnostique. Réalisées de face et de profil, elles doivent englober les articulations sus et sous-jacentes. Elles mettent le plus souvent en évidence des remaniements osseux mixtes, à la fois lytiques et condensants, à limites floues, de type agressif, infiltrant, lysant ou rompant la corticale. Les réactions périostées sont précoces, plurilamellaires, de type rapidement évolutif, souvent rompues, perpendiculaires à la corticale ("en feu d'herbe") ou divergentes ("en rayons de roue").

L'IRM, dont la sensibilité et la spécificité sont élevées, en particulier pour l'étude de l'extension intra-osseuse et dans les parties molles extra-osseuses, constitue actuellement l'étape suivante. L'IRM doit être réalisée selon un protocole précis, au mieux directement dans un centre spécialisé ayant l'expérience de ce type de pathologie. Elle doit :

. Etudier le segment de membre dans sa totalité, articulations sus et sous-jacentes incluses.

. Comporter classiquement:

° Des séquences morphologiques pondérées en T1, dans au moins deux plans orthogonaux, notamment le plan axial, le plus important. Ces séquences anatomiques sont destinées à préciser la topographie de la lésion, en particulier son extension intra-osseuse.

° Des séquences pondérées en T2 avec saturation de la graisse (ou équivalent), dont le but est de mettre en évidence la composante hydrique de la tumeur (œdème, inflammation, nécrose…)

° Des séquences pondérées en T1 avec saturation du signal de la graisse et injection intraveineuse de chélates de gadolinium, destinées à étudier la vascularisation lésionnelle et locorégionale.

. En pratique, la tendance actuelle à réaliser des acquisitions volumiques, qui permettent des reconstructions planes secondaires dans tous les plans de l'espace, est en train de changer la donne. Bientôt, trois acquisitions volumiques identiques, l'une pondérée en T1, l'autre en T2 avec saturation de la graisse et la troisième en T1 avec saturation de la graisse et injection de gadolinium permettront une étude dans tous les plans desirables, dans toutes les pondérations utiles.

. D'autres types de séquences existent, à utiliser en fonction des cas:

° angio-IRM et ses différentes modalités statiques ou dynamiques,

° séquences de perfusion,

° séquences de diffusion,

° spectroscopie.

. Chez l'enfant, l'IRM peut être réalisée sous simple prémédication, dès que l'âge de celui-ci le rend capable de rester immobile ou sous contention chez le nourrisson. Entre ces deux âges, une anesthésie générale est parfois nécessaire, ce qui alourdit et complique l'acte.

*Buts de l'IRM*

- Confirmer le diagnostic de masse agressive, mal limitée, hypervascularisée, au centre souvent nécrotique.
- En établir exactement les limites par rapport aux structures voisines, notamment les articulations, les nerfs et les vaisseaux (angio-IRM).
- Préciser:

° l'extension intramédullaire: distance en mm entre les extrémités de la tumeur et un repère palpable, comme l'interligne articulaire. Cette extension guide la résection.

° l'extension dans les parties molles.

° les rapports avec la physe, l'épiphyse et les articulations. Il est nécessaire chirurgicalement de respecter une marge d'au moins 2 cm entre la limite de l'extension intramédullaire et la physe. L'atteinte épiphysaire se faisant par effraction de la physe ou par contiguïté périphérique, la difficulté réside dans les faux-positifs, liés en particulier à l'œdème péri-lésionnel. L'atteinte articulaire concerne 20 % des tumeurs péri-articulaires, l'épanchement intra-articulaire n'étant pas synonyme d'envahissement.

° la présence de skip-métastases et leur topographie.

° l'état des axes neuro-vasculaires voisins. Leur atteinte est corrélée au risque de résection incomplète.

- Guider la biopsie per-cutanée, ou à ciel ouvert, est de loin préférable:

° déterminer la zone à biopsier préférentiellement: zone tumorale active, non nécrotique. L'IRM est à réaliser avant biopsie, pour éviter les modifications liées à l'acte opératoire. La seule certitude diagnostique est en effet donnée par l'examen histologique, qui est obligatoire. Le trajet de biopsie devra figurer dans la pièce de résection, c'est-à-dire peau et muscle traversés, car il devra être enlevé lors de l'exérèse tumorale.

° et le trajet de biopsie le plus adapté, qui doit être enlevé, avec la pièce de résection.

- Préciser les contrindications de la chirurgie conservatrice.

° skip-métastases, envahissement des gros troncs nerveux et vasculaires, tumeurs volumineuses cliniquement mal contrôlées.

- Juger de la sensibilité à la chimiothérapie néo-adjuvante. L'IRM après chimiothérapie, comparée avec le même examen avant biopsie, montre la chimiosensibilité de la lésion et peut, éventuellement, faire considérer comme opérable une lésion qui ne l'était pas initialement, ou inversement.

*La chronologie des IRM*

Au minimum, trois IRM doivent être effectuées:

. La première initialement, avant la biopsie. Elle fait le bilan morphologique de la lésion, montre son extension locorégionale et recherche des signes caractéristiques.

. La seconde en cours de chimiothérapie néo-adjuvante: elle apprécie les modifications de morphologie et de volume de la tumeur, et évalue la réponse à la chimiothérapie, réévaluant au besoin l'indication opératoire.

. La troisième IRM prend place en préopératoire immédiat de façon à déterminer finement la stratégie chirurgicale.

. d'autres IRM peuvent éventuellement prendre place dans le suivi postopératoire et/ou la recherche de complications locales, même en cas de prothèse massive, grâce aux séquences anti-artéfacts métalliques actuellement disponibles (MAVRICK ou équivalent), ou générales (localisations cérébrales). A noter que l'IRM n'est pas un examen de surveillance postopératoire systématique.

*Les autres imageries.*

- La tomodensitométrie, bien moins sensible que l'IRM et bien qu'irradiante, peut être utile:
  - ° initialement pour l'analyse de la composante calcique de la matrice osseuse, de l'os spongieux et cortical;
  - ° pour la recherche de localisations secondaires, en particulier pulmonaires, voire cérébrales, en préopératoire et dans le suivi;
  - ° en cas de complications des prothèses massives.
- L'échographie est utile dans le suivi pour la recherche de lésions hépatiques ou pour vérifier l'absence d'extension dans les parties molles
- Scintigraphie au technetium 99m et PET-scan font partie de l'arsenal pré et postopératoire.

Références bibliographiques :

Bajpai J., Gammanatti S., Sharma M., Kumar M. et al., « Noninvasive Imaging Surrogate of Angiogenesis in Osteosarcoma », in *Pediatric Blood &Cancer*, 2010; 54: 526-531.

Laredo J. D., Wybier D., Petrover D. & Morvan G., *Imagerie rhumatologique et orthopédique. Tumeurs osseuses et pseudotumeurs osseuses*, Sauramps Médical, Montpellier, 2015, 721 pages.

Porpiglia A. S. & Farma J. M., *New trends in treatment of sarcoma*, Surgical Clinics of North America, October 2016.

Protocole de traitement des ostéosarcomes de l'enfant, de l'adolescent et de l'adulte comportant un essai randomisé et des études biologiques. *Etude Intergroupe (SFCE/GSF-GETO) OS 2006 Zolédronate-Ostéosarcome*, 2006.

## Reconstructions anciennes

Avant 1910, le traitement des sarcomes des membres inférieurs se limitait bien souvent à l'amputation du membre. Cette solution est actuellement inacceptable, car nous disposons de diagnostics précoces et de moyens thérapeutiques efficaces. Dès 1910, les chirurgiens ont tenté de reconstruire les membres inférieurs par des techniques personnelles et originales. Nous préciserons deux techniques de reconstruction utilisées autrefois.

*La technique de Huntington*

Huntington, en 1910, a décrit une technique de reconstruction de la jambe avec transposition homolatérale de la fibula en cas de non consolidation du tibia, associée souvent à une infection locale. C'est le cas des ostéomyélites du tibia. La technique consiste, après résection de la partie malade et infectée du tibia, à utiliser la fibula homolatérale (du même côté du corps), qui est transposée à la place de la perte de substance du tibia. On suppose alors que la fibula, rattachée sur son pédicule vasculaire, reste vascularisée, sans réaliser de micro-anastomoses des vaisseaux. Or, il y a une tension sur le pédicule fibulaire, suivie de non vascularisation. Aussi, la consolidation est-elle rare. La technique est indiquée comme procédé de sauvetage chez les patients multiopérés, infectés ou non, en cas de non consolidation du tibia. L'opération a été proposée lorsque les conditions locales, c'est-à-dire la peau ou l'os, ou les deux, ne permettent pas les opérations de greffes osseuses conventionnelles. La fibula est considérée alors comme une greffe pédiculée et devrait s'hypertrophier sous l'effet du poids. Il faut bien sûr la fixer au tibia par vis ou broche. Cette technique est actuellement abandonnée. Il existe en effet d'autres solutions dont les transplants microchirurgicaux.

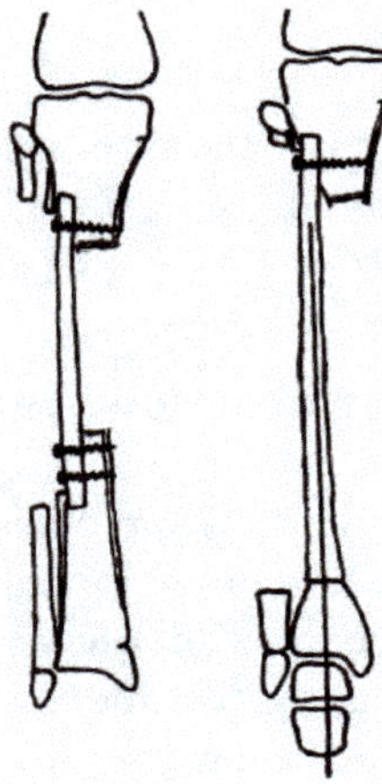

Technique de Huntington : deux manières de transposer et de fixer la fibula homolatérale, soit ostéosynthèse par des vis, soit par une broche. Technique utilisée pour traiter les ostéomyélites, © Michel Germain.

*La technique de Johannes Roelof Borggraeve (puis Van Ness)*
En 1930, J. R. Borggraeve imagine et réalise une opération particulière et très originale. Il l'a décrite initialement pour des séquelles graves de tuberculose du genou. Elle est adaptée aux sarcomes de la partie moyenne et inférieure du fémur, qui nécessitent la résection du genou. Il convient de pratiquer l'exérèse de la lésion large et carcinologique.
En haut, il reste l'extrémité supérieure du fémur et, en bas, les deux os de la jambe. Les tissus mous sont préservés, en particulier les vaisseaux et les nerfs. Après résection de la diaphyse fémorale et du genou, il réalise une rotation-plastie avec la jambe restante. La face antérieure de jambe devient postérieure et le calcanéum occupe la place du genou. L'avant-pied est ainsi situé à la face postérieure du membre inférieur et le talon joue alors le rôle de pivot antérieur de genou. Une prothèse de jambe permet la marche et la fonction du membre inférieur. Le résultat de cette opération chez l'enfant est très discuté et controversé en raison de l'aspect inesthétique du membre, et de son instabilité, ainsi reconstruit. Cette dernière est parfois constatée. Certains enfants et leurs parents ont alors réclamé l'amputation. Borggraeve a réalisé la première intervention

indiquée et l'a décrite. Van Ness a popularisé cette opération pour les malformations congénitales du membre inférieur, en particulier l'hypoplasie du fémur. Son utilisation pour des tumeurs malignes a été plus tardive encore. Cette opération est utilisée dans les pays anglo-saxons et en Europe du Nord. Les pays latins ne l'utilisent plus, car elle porte atteinte sévèrement à l'image du corps. L'aspect corporel dénudé est étrange et les parents peuvent refuser cette opération pour cette raison. Souvent, c'est le chirurgien qui n'accepte pas de la proposer.

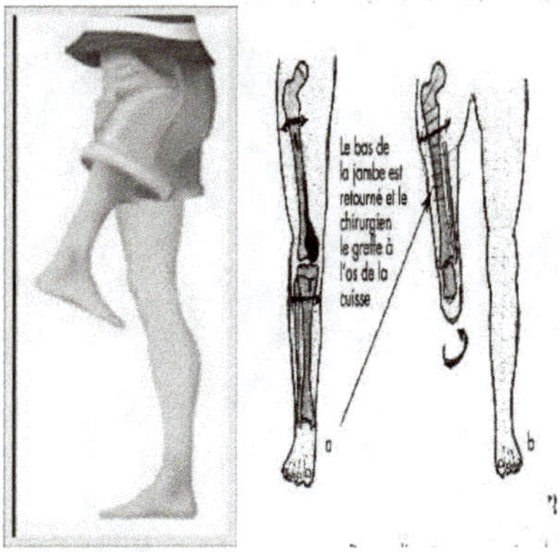


L'opération de J. R. Borggraeve (puis Van Ness) : résection de la partie inférieure du fémur et du genou, et retournement du pied, © Michel Germain.


<u>Références bibliographiques</u> :

Agiza A. R., « Treatment of tibial osteomyelitic defects and infected pseudarthroses by the Huntington fibular trasference operation », in *J. Bone Joint Surg. Am.*, 1981 : 63 : 814-819.

Clavert J. M., « Amputation et plasties de rotation du membre inférieur », in *Les tumeurs malignes de l'enfant*, Sauramps médical, 2004 ; 115-119.

Kassab M., Samaha C. & Saillant G., « Ipsilateral fibular transposition in tibial non union using Huntington procedure : a 12 year follow-up study », in *Injury*, 2003 ; 34 (10) : 770-775.

## Les allogreffes osseuses

par
Pr. Jean Dubousset

L'utilisation des allogreffes, certaines irradiées et certaines congelées, a été faite dans les reconstructions après résections pour tumeurs malignes des membres inférieurs et supérieurs, avec un recul suffisant de plus de 7 ans.

Voici l'expérience, les déboires et les espoirs qui permettent de tirer les indications actuelles. La chirurgie conservatrice vise à conserver le membre en reconstruisant la partie réséquée. Les marges osseuses saines minimales doivent être de 2 cm contre 5 cm, il y a 10 ans. Les conservations épiphysaires et de l'articulation doivent être faites autant que faire se peut. Il convient de minimiser les inégalités de longueur des membres.

Les prothèses sur mesure, entourées d'une allogreffe, doivent être adaptées en fonction de l'activité du cartilage de croissance atteint et de la croissance résiduelle de l'enfant.

L'expérience du Pr. Jean Dubousset dans la chirurgie conservatrice de membre pour tumeurs malignes des membres inférieurs date de 1980, pour le premier cas. Dans notre recrutement pédiatrique, sur le plan étiologique, nous avons une majorité de sarcomes ostéogènes et de sarcomes d'Ewing. Cette utilisation des allogreffes a aujourd'hui un recul de 2 à 7 ans. Les allogreffes congelées ont, pour nous, un intérêt majeur, car elles ne transmettent pas de maladie (HIV en particulier). Ces allogreffes ont été réalisées dans trois circonstances différentes :

- réparer une perte de substance massive après résection de tout ou d'une partie d'un hémi-bassin,
- soit reconstruire une résection diaphysaire intercalaire entre les deux métaphyses conservées intactes,
- soit en tant que manchonnage périprothétique, si la résection a intéressé la diaphyse et aussi les portions métaphysaires, et

épiphysaires, et que l'articulation a été reconstituée par une prothèse massive.
La majorité des cas a été reconstruite d'une part par des allogreffes irradiées et, surtout, d'autre part avec des allogreffes congelées. Nous avons observé quelques déboires avec les allogreffes irradiées probablement en raison de la technique d'irradiation qui, au début, n'était peut-être pas parfaitement codifiée et réalisée.

*Les allogreffes d'hémi-bassin*

La résection massive a désarticulé la sacro-iliaque et emporté la hanche en bloc avec la tumeur. La reconstruction a été réalisée par allogreffe irradiée d'hémi-bassin avec une prothèse totale de hanche. Le résultat fonctionnel est souvent excellent.
Mais, les malades ont présenté rapidement des métastases pulmonaires, voire des récidives locales en raison des micro-embols néoplasiques dans les veines pelviennes, entre le sacrum et l'os iliaque. Les métastases médiastinales, pulmonaires et les récidives locales sont des éléments extrêmement graves.
Finalement, les résultats sont peu encourageants, non pas en raison de l'allogreffe elle-même, mais plutôt en raison des risques et des difficultés carcinologiques locales, et générales. Au total, l'orientation s'est faite plutôt vers des solutions d'arthrodèse ou de résection sans matériel.

*Les allogreffes intercalaires*

Celles-ci sont plus encourageantes. Il s'agit d'une résection diaphysaire emportant un plus ou moins grand segment, mais où l'allogreffe sera intercalée entre deux surfaces osseuses parfaitement bien vascularisées. Au niveau du fémur, le montage a souvent été réalisé par un petit clou centromédullaire type clou de Ender associé à une lame-plaque ou un clou de Küntscher joint à une lame-plaque en fonction de la proximité de la résection vis-à-vis du cartilage conjugal. Apparemment, il n'existait aucun problème de consolidation, avec un cal en apparence jointif, d'abord périphérique, puis on a assisté à la disparition du trait de jonction entre l'allogreffe et l'os de l'hôte à chaque extrémité. Mais, c'est une belle apparence. Que ce soit avec allogreffe irradiée ou congelée, et compte tenu de la croissance, la zone de jonction inférieure s'est éloignée du cartilage conjugal de l'extrémité inférieure du fémur. Par ailleurs, une certaine inflexion s'est produite favorisant progressivement une fracture de fatigue suivie de pseudarthrose. La reprise chirurgicale est donc inévitable après la chirurgie initiale avec ablation de la lame plaque et le ré-enclouage avec un clou centromédullaire plus long, ou parfois un clou verrouillé, lorsque la croissance est presque terminée. La réalité, c'est que la consolidation n'est que périphérique grâce à un cal périosté manchonnant l'allogreffe. Celle-ci persiste comme un séquestre qui, petit à petit, se résorbe, se fragmente. Mais, il n'existe aucune réhabilitation directe de cette allogreffe. Seul, le manchon périphérique parfois épais et solide est vivant. Le retard de consolidation et les pseudarthroses sont fréquents à l'une ou l'autre, ou aux deux zones jonctionnelles. Toutes ont dû être réopérées après la fin de la chimiothérapie, en apportant des greffons spongieux autologues prélevés sur la crête iliaque homolatérale. Le résultat est une « consolidation radiologique ». Dans tous les cas, il faut noter l'importance du montage centromédullaire permettant de conserver un bon axe du membre, malgré les difficultés de consolidation et les reprises chirurgicales tardives après cinq ans. Les cas non montés avec un clou centromédullaire, mais avec des plaques, ont nécessité une reprise chirurgicale pour non consolidation avec une adjonction de greffes cortico-spongieuses iliaques autologues. Les fractures pathologiques tardives nécessitent une reprise avec un clou centromédullaire et une greffe osseuse autologue. Au niveau du tibia, malgré l'adjonction de greffons autologues, le retard de consolidation est fréquent. La greffe inter tibio-péronière peut aider à la consolidation. Là aussi, les allogreffes ne sont pas réhabilitées directement et le manchonnage suffit, pour un temps, mais aboutit à une fracture de fatigue, puis à la pseudarthrose. Ainsi, les allogreffes intercalaires peuvent donner, dans l'ensemble, de bons résultats fonctionnels immédiats et parfois même à long terme, même si c'est en plusieurs étapes.

L'ostéosynthèse par clou centromédullaire, verrouillé ou non, est donc indispensable, que la croissance soit ou non terminée. Le clou télescopique verrouillé dans l'épiphyse doit être développé

pour les enfants ayant encore un potentiel de croissance important.
La réhabilitation par allogreffes reste difficile. Elle n'est jamais obtenue réellement. Les allogreffes sont seulement manchonnées par l'os nouveau d'origine périostée, dans les grandes résections. L'adjonction d'une autogreffe iliaque (greffons cortico-spongieux) au niveau des zones jonctionnelles est souhaitable, soit d'emblée si la chimiothérapie post-opératoire n'est pas trop anti-ostéogène, soit après la fin de la chimiothérapie si celle-ci comporte de fortes doses de méthotrexate. Le maintien permanent de l'ostéosynthèse axiale devrait permettre à l'os nouveau périphérique de s'organiser. Son rôle apparaît mécanique momentanément et non pas biologique. Pour le tibia, la greffe inter tibio-péronière contribue biologiquement à la création d'os nouveau.

*Les allogreffes utilisées pour manchonner une prothèse métallique*

Les allogreffes utilisées pour manchonner une prothèse métallique de reconstruction diaphyso-épiphysaire doivent être expliquées. En effet, les buts sont programmés. On veut permettre un meilleur ancrage prothétique sur une plus grande longueur dans les cas où l'on peut obtenir une fusion entre l'allogreffe du manchonnage et la diaphyse restante. En cas d'échec mécanique de cette prothèse, la perte de substance à combler dans l'éventualité d'une arthrodèse serait moins importante que celle créée par la résection tumorale initiale. Habituellement, l'allogreffe est utilisée en la cimentant sur la queue de la prothèse, elle-même cimentée dans la diaphyse restante du patient. Nous avons observé des consolidations radiologiques proximales de bon aloi. Par contre au niveau distal, autour de la zone fémorale manchonnant la prothèse près du genou, l'allogreffe a tendance à se lyser et à disparaître. De fait, au niveau de l'environnement musculaire et vasculaire, il existe des zones tendineuses avec probablement une plus faible vascularisation. Elles empêchent la reconstruction osseuse. Celle-ci est beaucoup plus évidente dans la zone proximale. Cette observation est pratiquement constante après 2, 3 ou 4 ans. Lorsqu'il s'agit d'une résection pour sarcome de l'extrémité

supérieure du fémur reconstruit par une prothèse manchonnée, le manchonnage a amené une reconstruction valable à 2 ans dans la zone diaphysaire distale, comme si le périoste de l'hôte induisait la reconstruction osseuse manchonnant l'allogreffe comme on l'a vu pour les greffes intercalaires. En haut, au niveau du col fémoral, où il n'y a plus de périoste, l'allogreffe disparaît petit à petit et se lyse exactement comme cela a été observé pour les résections de l'extrémité inférieure du fémur où l'allogreffe se résorbe au niveau du genou. Quelle est l'explication ? Chaque fois, il faut remarquer que cette lyse survient à l'opposé de la zone où il persiste encore un périoste. Là où il n'y a pas de périoste, l'allogreffe se résorbe.
La limite des prothèses manchonnées d'allogreffe est réelle. Tel est le cas pour un sarcome ostéogène chez un enfant de 9 ans. Le remplacement par prothèse articulaire conservant la croissance tibiale a été associé à une épiphysiodèse fémorale inférieure controlatérale. La fonction est excellente pendant 4 ans. A l'âge de 13 ans, survient une fracture de prothèse, remplacée par une nouvelle prothèse manchonnée d'allogreffe. La nouvelle queue de prothèse migre en dehors. La croissance ayant repris son cours, on utilise alors une nouvelle prothèse définitive manchonnée d'une nouvelle allogreffe. L'ancienne prothèse manchonnée de son allogreffe n'était pas fusionnée en haut et présentait des plages de résorption en « peau de léopard ». Ces allogreffes ne sont en fait jamais réhabilitées, ni complétement résorbées. Une « consolidation » radiologique avec bonne coulée d'os néoformé enserrant l'allogreffe est obtenue.
Plusieurs échecs complets ont été observés, pour un sarcome de l'extrémité supérieure du tibia, opéré par résection et prothèse manchonnée d'allogreffe. La consolidation a été totalement absente à la jonction 1/3 supérieur et 1/3 moyen, et la réhabilitation est nulle en haut. L'allogreffe a été retirée et remplacée par une prothèse simple avec reconstruction de l'appareil extenseur par plastie musculo-aponévrotique. Un excellent succès fonctionnel a été obtenu. Il y a aussi un échec complet lorsque l'allogreffe manchonnant la prothèse est le siège d'une infection. L'amputation est alors parfois nécessaire. L'échec est encore complet dans un cas de sarcome ostéogène où, après résection et prothèse manchonnée, une infection à bas

bruit s'est révélée un an plus tard. L'exérèse de l'allogreffe a été suivie d'un changement de prothèse. Devant la persistance de l'infection, un essai de conservation a été fait avec fixateur externe. L'assèchement a été immédiat, mais le patient, 4 ans après la chirurgie initiale, est encore en traitement.
Au total pour 15 cas de prothèses manchonnées, avec des reculs de 2 à 7 ans, on compte 3 échecs complets, 5 utilités certaines, 7 utilités discutables.

*Que retenir des allogreffes osseuses ?*
L'histoire de toutes ces allogreffes retirées a toujours montré que l'os néoformé était originaire de l'hôte et que l'allogreffe était toujours nécrosée. Du côté diaphysaire, on semble obtenir une continuité osseuse et donc un allongement de la zone utile de l'os, mais il n'en est pas de même du côté épiphysaire.
Pour le tibia supérieur, cette technique nous paraît inutile. Pourquoi n'aimons-nous pas les prothèses manchonnées pour l'extrémité supérieure du tibia ? D'abord, le volume de l'ensemble est trop important et il existe des difficultés pour fermer la peau. D'autre part, la réinsertion de l'appareil extenseur sur le tibia allogreffé a présenté des ruptures d'insertion. La réinsertion est moins solide que la reconstruction par plastie musculo-aponévrotique qui donne d'excellents résultats.
Pour le fémur, les allogreffes restent utiles dans l'attente du biomatériau idéal qui pourra induire la formation spontanée d'os. Cela semble être le cas pour la tranche de périoste résiduel qui encapuchonne l'allogreffe elle-même.
Pour les prothèses d'extrémité inférieure de fémur, manchonnées d'une allogreffe, la fonction est plus lente à obtenir qu'avec une prothèse inerte sans allogreffe. En cas d'échec, l'arthrodèse du genou est parfois la solution avec un traitement prolongé.
Ainsi, pour la chirurgie de reconstruction après résection pour une tumeur osseuse maligne chez l'enfant et chez l'adolescent, les allogreffes donnent de bons résultats immédiats, soit en intercalaire, soit en manchonnage, mais elles ne se réhabilitent jamais. Elles ne sont le siège que d'un manchonnage par l'os nouveau de l'hôte lui-même. Les résultats tardifs sont beaucoup moins encourageants et sont facteurs de fracture ou de pseudarthrose, après un recul de 6 ans. Aussi, pour notre part, au

niveau du membre inférieur, on devrait se tourner vers l'os artificiel, ou les facteurs inducteurs d'os nouveau venant de l'hôte lui-même, seul garant de la pérennité de la reconstruction.

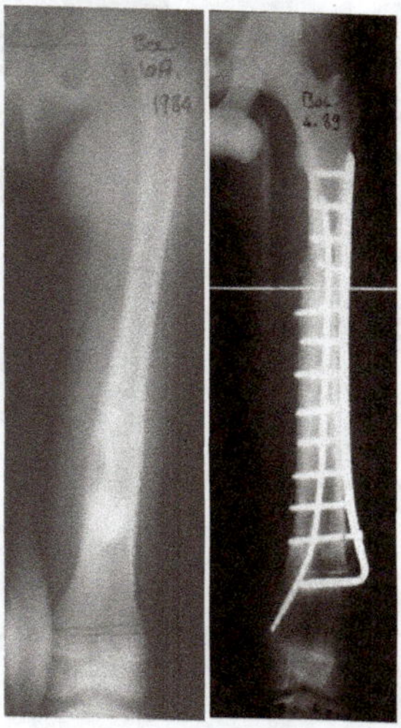

Sarcome du fémur. Allogreffe osseuse intercalaire et ostéosynthèse par clou centromédullaire et lame plaque. Très beau résultat précoce. La cryopréservation est bien meilleure que l'irradiation (risque HIV, nécrose). La jonction des os permet une bonne stabilité, mais jamais de revascularisation de l'allogreffe, © Pr. Jean Dubousset.

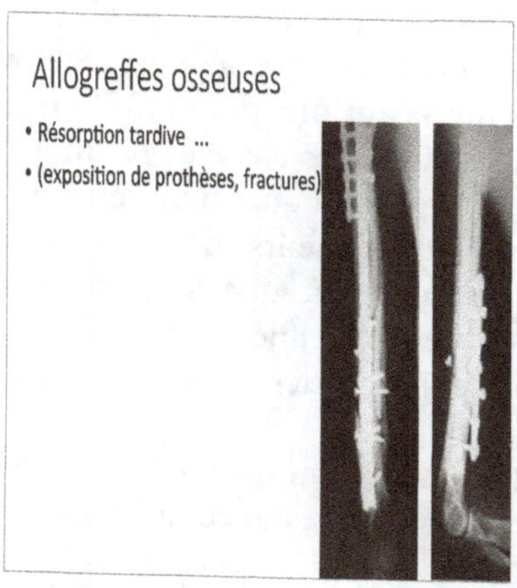


Sarcome de l'humérus. Allogreffe osseuse et ostéosynthèse. Résorption suivie de fracture, © Pr. Jean Dubousset.

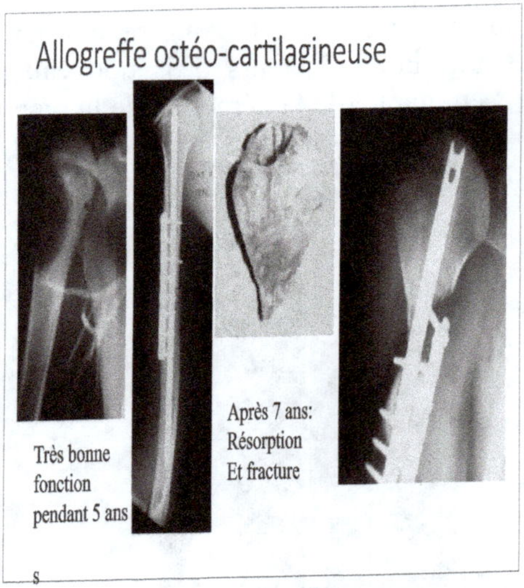


Sarcome de l'humérus. Résection. Reconstruction par allogreffe et ostéosynthèse par clou et plaque. Résorption, fracture et non consolidation. Ablation de la tête humérale avec un recul de 7 ans, © Pr. Jean Dubousset.

L'article de Henry Mankin à propos des allogreffes intercalaires, sur un travail mené de 1971 à 1982, étudie 106 patients ayant une tumeur osseuse avec une résection suivie de reconstruction avec une allogreffe cadavérique. Ils avouent un taux d'échec de 16,5 %. Et, toujours selon eux, 73,8 % ont eu un résultat positif excellent ou bon. Cela leur a permis d'avoir une vie normale par la suite. En dépit du fait que les opérations étaient difficiles et en dépit d'un taux élevé d'infection (13 %), et des fractures pathologiques dans 10 % des cas, ces résultats sont favorables, comparés avec d'autres techniques pour réparer le squelette après résection massive des tumeurs osseuses. Pour les suites à distance, les faits suggèrent que si aucune complication ne survient dans les deux premières années, les résultats sont généralement bons et les greffes ne montrent pas de détérioration avec le temps.

Dominique Poitout et al. ont une expérience des allogreffes ostéo-cartilagineuses massives avec un recul de 2 à 7 ans, dont des greffes articulaires complètes du genou. L'auteur affirme que les reconstructions articulaires utilisant des allogreffes ostéo-cartilagineuses massives sont de plus en plus souvent pratiquées

en oncologie. L'allogreffe ostéoarticulaire semble donner des résultats fonctionnels encourageants, qu'il faut comparer à ceux des grandes prothèses de reconstruction.
Les indications opératoires sont donc posées beaucoup plus fréquemment chez des sujets jeunes ayant eu une exérèse partielle ou totale d'une articulation pour tumeur.
Les auteurs ont également utilisé des prothèses manchonnées pour traiter des sarcomes du genou. Selon eux, les risques septiques sont comparables dans les différents groupes et essentiellement liés à la qualité de la cicatrisation cutanée sous chimiothérapie. Les fractures du greffon surviennent quand l'ostéosynthèse est insuffisante ou si la rééducation est trop agressive. La non consolidation des extrémités osseuses est exceptionnelle si on entoure la jonction de l'allogreffe et de l'os receveur avec du tissu spongieux autologue. L'innervation périarticulaire maintient la trophicité de l'articulation.
La revascularisation du greffon, son intégration au squelette, le devenir du cartilage greffé ainsi que celui des formations ligamentaires refixées sur le greffon ou utilisées comme allogreffes sont des problèmes incomplètement résolus.
La prothèse manchonnée par de l'os de banque semble être indiquée dans les cas où la résection tumorale est large enlevant l'os, le cartilage, les ligaments et les muscles. Ces prothèses manchonnées autorisent la refixation des muscles sur l'allogreffe et limitent les risques de rupture de la tige, et de son descellement. L'utilisation d'un greffon tibial comportant le tendon rotulien facilite la reconstruction de l'appareil extenseur.
Yves Laburthe-Tolra souligne que la technique de prélèvement de l'allogreffe peut avoir un rôle dans la qualité de l'allogreffe et, dans sa pratique, il s'agit de prélèvements congelés à moins 80° C. Cet auteur veut prévenir un enthousiasme effréné vis-à-vis des allogreffes. Il souligne les incertitudes quant à l'antigénicité des allogreffes. Il insiste sur la possibilité d'une infection locale à bas bruit. Il évoque un effet local possible néfaste de la chimiothérapie et surtout souligne l'absence de revascularisation réelle de l'allogreffe. Dans le meilleur des cas, il existe une gaine d'os périosté entourant l'allogreffe morte. Cependant, l'usage des allogreffes à l'hôpital Saint-Vincent-de-

Paul à Paris a été suspendu dès 1994, au bénéfice des prothèses articulaires massives et des greffons péroniers vascularisés.
Bernard Tomeno de l'hôpital Cochin écrit que : *« L'utilisation actuelle des greffons massifs de banque, en raison de trop nombreux échecs, a été considérablement réduite et ne représente plus que 10 % de ses anciennes indications »*.
Les solutions doivent être autres : os artificiel ou facteurs inducteurs d'os nouveau venant de l'hôte lui-même, seul garant de la pérennité de la reconstruction.
Jean Dubousset évoquait, en 1991, la possibilité des allogreffes vascularisées. Actuellement, il faut aussi envisager les cellules souches ostéoformatrices avec une matrice. Il faut continuer avec force la recherche.
Pour la chirurgie de reconstruction, après résection pour tumeur osseuse maligne de l'enfant et de l'adolescent, les allogreffes donnent de bons résultats immédiats, soit en intercalaire, soit en manchonnage. Mais, elles ne se réhabilitent jamais. Elles ne sont le siège que d'un manchonnage par l'os nouveau de l'hôte lui-même. Toutefois, les résultats tardifs sont beaucoup moins encourageants. On observe des fractures ou des pseudarthroses après 4, 5 ou 6 ans.

Références bibliographiques :

Chao E. & Ivins J. C., *Tumor prostheses for bone and joint reconstruction*,1 vol., Thieme Stratton N.Y. Georg Thieme Verlag, Stuttgart, 1983.
Dubousset J. & Missenard G., « Allogreffes osseuses et résection pour tumeurs malignes au niveau des membres inférieurs », in *Acta Orhopaedica Belgica*, 1991 ; 57 : 90-97.
Mankin H. J., Doppelt S. R., Sullivant T. R. & Tomford W. W., « Osteoarticular and intercalary allograft transplantation in the management of malignant bone tumors of bone. », in *Cancer*, 1982; 50: 613-630.
Poitout D., Tropiano P., Bernat M. & Martin G., « Diagnostic des sarcomes ostéogéniques. Techniques de reconstructions. L'avenir. », in *Chirurgie*, 1994-1995; 120: 204-215.
Porpiglia A. S. & Farma J. M., *New trends in the treatment of sarcoma,* Surgical Clinics of North America. October 2016.

## Les prothèses articulaires: le cas du polyéthylène

Récemment, plusieurs publications ont concerné les prothèses articulaires des membres. Le but d'une prothèse est, d'une manière idéale, d'obtenir une fonction normale compatible avec une activité sans restriction et cela pendant le plus longtemps possible. Bien sûr, la technique opératoire est importante, mais les résultats le sont aussi. La géométrie des implants a évolué et il a été mis en évidence que la stérilisation du polyéthylène utilisé pour la réalisation des prothèses est problématique. L'irradiation utilisée pour la stérilisation de ce matériau, dans l'air, entraîne, en effet, des modifications défavorables, dues à l'oxygène.

- *Les prothèses totales de genou*

Dans le passé, les prothèses totales de genou étaient implantées chez les sujets âgés ou inactifs. Pour les plus jeunes, l'ostéotomie était le traitement habituel. Les résultats encourageants obtenus avec les prothèses totales de genou, ces dernières années, ont amené parfois à modifier les indications thérapeutiques. Des patients plus jeunes ont été opérés avec une prothèse totale de genou et l'expérience depuis 1998 a montré que, dans un certain nombre de cas, les limites du polyéthylène avaient été atteintes prématurément. Quelques patients ont dû être réopérés pour des usures précoces ayant abouti à des ostéolyses ou à des problèmes mécaniques du fait de la diminution d'épaisseur du polyéthylène. Les mécanismes incriminés sont la montée et la descente des escaliers, et les contraintes s'exerçant sur le genou lors de la position assise, ou du lever à partir de la position assise. Lors de la montée des escaliers, le maximum de contraintes se produit à l'instant où le sujet transfère tout le poids de son corps sur la jambe qui est en appui sur la marche supérieure. Quand le sujet monte les escaliers, le genou génère un moment très important par rapport à celui qui est exercé sur la hanche. Le patient porteur d'une prothèse totale de genou "triche" habituellement en fléchissant un peu moins son genou et en utilisant une flexion du tronc lors de la montée des escaliers. Cette position de compensation du corps déplace le centre de gravité de la partie supérieure du corps de manière à le rendre plus proche de l'articulation du genou et à diminuer les contraintes sur celui-ci. De même, lorsque le patient ayant une prothèse de genou se lève d'une chaise, il utilise la flexion antérieure du tronc pour diminuer les contraintes du genou, mais il augmente les contraintes de la hanche.

- *Le polyéthylène chirurgical*

La structure de ce polymère est double: une structure amorphe et une texture cristalline. Il est obtenu par la polymérisation catalytique de l'éthylène. Les conséquences de ces deux structures sont: la zone amorphe est plus souple et la zone cristalline, plus dure. Un polyéthylène avec une forte cristallinité de surface ne doit s'adresser qu'à des implants congruents comme une prothèse de hanche ou de genou à plateau mobile. Si le dessin n'est pas congruent, il est préférable d'éviter le polyéthylène à forte cristallinité de surface. Des études très poussées ont été réalisées sur ce matériau.

- *Le mécanisme d'usure des implants en polyéthylène*

Il existe six mécanismes d'endommagement du polyéthylène sur les prothèses explantées: la délamination, la formation de trous, l'abrasion, le rayage, le polissage et la déformation plastique. Les six mécanismes de lésion du polyéthylène ont des fréquences d'apparition très variables. La délamination et la formation de trous sont les processus d'endommagement les plus fréquents. L'augmentation de la durée de vie des prothèses requiert la compréhension de ces processus et leur amélioration.

- *La stérilisation du polyéthylène*

La stérilisation entraîne des changements de structure du polyéthylène. L'effet de l'irradiation a pour conséquence une oxydation des groupes de carbone. La position des zones de carbone dépend de la dose de radiation et du temps écoulé après cette irradiation, car le polyéthylène est un matériau qui évolue au cours du temps après l'irradiation. Une attente de quatre à cinq années est nécessaire pour avoir des échantillons représentatifs de la réalité de l'effet des rayons gamma, ce qui explique que les essais réalisés n'ont pas pris en considération ce délai.

Les inconvénients de la stérilisation par irradiation sont observés lorsque la dose d'irradiation est située autour de 2,5 Mrad. C'est cependant la dose utilisée pour stériliser les implants. L'irradiation peut néanmoins avoir un effet théorique bénéfique sur le polyéthylène. L'irradiation doit alors être beaucoup plus importante et être située entre 9,5 ou 10 Mrad. Pour cette dose, on observe une réticulation du polyéthylène par formation de liaison entre les chaînes constitutives. Ces matériaux irradiés, de par leur composition chimique leurs propriétés physiques ou mécaniques, sont semblables aux polyéthylènes conventionnels, mais leur résistance à l'usure à moyen terme est nettement plus élevée.

- *Autres moyens de stérilisation du polyéthylène*

D'autres modes de stérilisation ont été envisagés, dont la stérilisation par irradiation gamma sous vide. Ceci élimine l'oxygène au moment de l'irradiation et diminue l'oxydation du polyéthylène. Le nombre d'implants explantés et analysés n'est pas suffisant pour conclure. La stérilisation par l'oxyde d'éthylène n'a pas les mêmes inconvénients. Cependant, l'inconvénient est alors la période de dégazage et de stockage du matériel.

- *Le devenir de l'implant.*

Une des conséquences anormales de l'usure du polyéthylène est la production de débris dans l'articulation. Bien que les débris d'usure soient plus nombreux au niveau du genou qu'au niveau de la hanche, l'ostéolyse est habituellement moins importante qu'à la hanche. S'il existe une embase métallique sous-jacente au polyéthylène dans la prothèse, le risque est d'obtenir très rapidement soit une métallose, soit un descellement mécanique de l'implant tibial, du fait des contraintes anormales du contact "métal-métal".

- *L'usure du polyéthylène*

Dans les prothèses totales, l'usure reste d'appréciation difficile. On estime que, pour la hanche, la vitesse annuelle d'usure avec un couple métal-polypropylène est située entre 0,08 et 0,2 mm. Pour le genou, l'usure linéaire est de 0,23 mm par an. Ces chiffres ne sont que des valeurs moyennes et les écarts sont très importants suivant les patients et le type de prothèse.

Au total, les caractéristiques du polyéthylène sont complexes et peu connues des chirurgiens. Il est cependant possible de modifier ses caractéristiques et d'espérer en optimiser certaines comme le poids moléculaire, la réticulation, et la cristallinité.

- *Conclusions*

L'objectif est en définitive d'avoir une prothèse bien conçue, dont la technique d'implantation assure la mise en place optimale d'une manière reproductible, avec de bons résultats cliniques. Le choix est vaste avec, d'un côté des prothèses éprouvées dont les résultats sont connus, et de l'autre côté, des prothèses nouvelles, plus ou moins innovantes, conçues en principe pour offrir quelques avantages, mais dont on ne connaît au mieux que les résultats préliminaires. Il faut toujours se méfier de la pensée unique. D'autres facteurs interviennent, à côté du choix de l'implant, à savoir l'indication et la technique d'implantation. Il est indispensable également, d'avoir toujours à l'esprit l'intérêt et la sécurité du malade.

Références bibliographiques :

Hernigou P., « Mechanical properties and wear of polyethylene », in *Total Knee Arthroplasty*, 2002; 24-36.

Lemaire R. & Witwoet J., *Prothèses totales du genou*, Elsevier, 2002.

Nordin J. Y., Mazas F., Augereau B. & le groupe Guepar, « Bilan de 139 prothèses Guepar II scellées », in *Rev. Chir. Orthop.*, 1985; 71: Supp.II, 108-10.

## Les prothèses de membres

par

Pr. Jean Dubousset

- *Les progrès*

Le traitement des sarcomes ostéogéniques de l'enfant a fait un fantastique progrès dans le taux de survie, mais il existe encore des récidives métastatiques, même en cas de bon répondeur à la chimiothérapie. Aussi, les recherches sur l'étiologie et la compréhension des cellules tumorales, et les différents traitements (vaccins, immunothérapie et chimiothérapie) doivent être poursuivis avec force. Après exérèse et reconstruction par prothèse, la fonction initiale est bonne et souvent excellente, mais une détérioration s'observe et s'aggrave à chaque évaluation.

Des efforts considérables doivent être faits pour le remplacement de l'os et des articulations. Un matériel biocompatible, avec une résistance mécanique importante, est nécessaire en raison du jeune âge des malades. L'idée d'une revascularisation des allogreffes a été proposée, mais jamais réalisée par Jean Dubousset, de même qu'une meilleure connexion biologique entre l'os receveur et le matériel prothétique. L'idée déjà avancée était d'utiliser moins de ciment et davantage de système modulaire. Le pronostic final résidera pendant longtemps dans une parfaite coopération entre les différents membres de l'équipe qui traitent le malade : oncologistes, chirurgiens, anesthésistes, radiologues, radiothérapeutes, anatomopathologistes et chercheurs.

Les localisations les plus fréquentes des sarcomes osseux au niveau des membres sont près du genou et loin du coude. La biopsie est toujours impérative et se fait par voie chirurgicale, grâce aux indications de l'IRM. La scintigraphie préopératoire au technétium 99 est utile pour éliminer les métastases osseuses. . L'amputation est inacceptable. Toutefois, il y a des cas où il faut l'envisager : large invasion de la peau, envahissement du pédicule neuro-vasculaire par la tumeur. Les fractures pathologiques ne sont pas une contre-indication à la conservation du membre. Dans de tels cas, une immobilisation est réalisée dans un plâtre et le patient reçoit la chimiothérapie. Généralement, pendant les 8 ou 12 semaines de chimiothérapie, la consolidation s'établit.

Quarante-huit heures avant la chirurgie, une angiographie est effectuée, pour étudier l'envahissement et la compression vasculaire, maintenant remplacée par une angio-IRM.

. La résection en bloc de la tumeur est réalisée en laissant sur la pièce d'exérèse une marge de tissu sain autour de la lésion. Il convient d'être extrêmement prudent à tous les niveaux, particulièrement lorsqu'une résection en bloc est réalisée au niveau du genou. En effet, la partie la plus critique de la chirurgie se situe autour de la rotule et des bourses synoviales sous-quadricipitales.

. Concernant l'envahissement médullaire, l'IRM est très utile et, généralement, l'os est sectionné à 2 ou 3 cm au-delà de l'invasion intra-médullaire. La reconstruction a été faite de différentes manières, selon l'âge, la localisation, mais toujours avec la même philosophie : permettre l'usage du membre, c'est-à-dire perpétuer sa fonction et avec une immobilisation la plus courte possible.

- *Les prothèses de membres*

. Le remplacement prothétique est choisi en cas de reconstruction des articulations, car, quelle que soit la survie, les patients ont besoin d'une fonction normale quand ils sont jeunes, surtout au moment de l'adolescence.

. La rotatioplastie de la jambe (opération de J. R. Borggraeve, popularisée par Van Ness) n'était utilisée que pour les très jeunes enfants âgés de 5 à 6 ans et pour les lésions distales du fémur. Ils étaient appareillés avec des prothèses spéciales et l'appui n'était autorisé que lorsque la fusion fémoro-tibiale était solide. Cette technique est actuellement abandonnée surtout parce qu'elle est inesthétique et entraîne une instabilité. Elle n'est encore utilisée que dans des cas particuliers (malformations).

. Lorsque la diaphyse du fémur ou du tibia est réséquée, la reconstruction est réalisée par une allogreffe intercalaire et l'ensemble fixé par un clou intra-médullaire avec des plaques, et des vis. Des greffons cortico-spongieux iliaques autologues sont utilisés à la jonction des ostéotomies pour accélérer la consolidation. Une attention méticuleuse est portée sur la réinsertion des tissus mous. La localisation tibiale distale est traitée par une résection en bloc et la reconstruction comporte une arthrodèse astragalo-fibulaire.

. Le tibia est souvent reconstruit avec une autogreffe et un clou centro-médullaire tibio-astragalien laissant la sous-astragalienne et la médio tarsienne libres, et mobiles, donnant un excellent résultat fonctionnel.

. Les lésions de l'humérus proximal et distal sont reconstruites par des prothèses sur mesure ou par des allogreffes. Les allogreffes sont soit congelées, soit congelées et irradiées. Lorsque les allogreffes sont prélevées avec les ligaments, particulièrement pour l'humérus proximal, la reconstruction des tissus mous est considérablement améliorée, de même que la fonction postopératoire immédiate et tardive. L'ostéosynthèse est réalisée avec un clou centromédullaire, une plaque et des vis, et associée avec des autogreffes cortico-spongieuses de crête iliaque. Cette addition d'os cortico-spongieux est faite après la fin de la chimiothérapie.

. Les lésions fémorales distales sont traitées par reconstruction avec des prothèses, soit conventionnelles de type Guepar avec ou sans rotation axiale sur le tibia, soit des prothèses remplaçables non cimentées. La chirurgie est faite par une voie d'abord antéro-interne, plutôt qu'externe, pour éviter de léser les éléments stabilisateurs externes, fascia lata et autres. Cette voie est plus sûre pour le pédicule neuro-vasculaire et permet une meilleure exposition. Il est parfois nécessaire de pratiquer une résection intra-articulaire, mais en conservant l'appareil extenseur avec la rotule. Si une partie importante de l'appareil extenseur du genou doit être sacrifié, le muscle gastrocnémien (lambeau de jumeau interne) est retourné pour reconstruire l'appareil extenseur, avec un très bon résultat. Si possible, le tendon d'insertion du jumeau sur le condyle est translaté en avant et suturé au tendon rotulien. Le corps musculaire du jumeau interne est séparé de celui du jumeau externe sur la ligne médiane et on peut ainsi faire glisser l'ensemble du jumeau interne en avant de la prothèse, et recouvrir complétement celle-ci. Il faut contrôler que cette manœuvre n'étire pas de façon excessive le pédicule du jumeau, ce qui aurait pour effet une possible nécrose du muscle.

- *Les prothèses de croissance dites expansives*

. Les prothèses expansives (ou expansibles) sont utilisées chez les jeunes patients en dessous de 10 ans. L'expansion est réalisée tous les six mois et l'exploration montre un plan scléreux autour de la prothèse avec souvent des débris métalliques, et plastiques considérables venant du mécanisme d'expansion, qui ont été observés dans les premiers modèles. L'expansion réalisée est de 1 à 2 cm à chaque étape.

. Les reconstructions du tibia sont réalisées avec des prothèses proximales conventionnelles ou des prothèses tibiales proximales expansives. L'axe médullaire central de la prothèse permet une rotation de 20°. Un manchon d'allogreffe peut être utilisé. Le muscle gastrocnémien (muscle jumeau interne) est extrêmement utile pour réparer la partie latérale de l'articulation et surtout l'appareil extenseur du genou reconstruit par prothèse. Ainsi, il n'y a suture que de tissus sains et vivants avec des tissus vivants. Les patients sont immobilisés par un plâtre pendant trois à quatre semaines, puis ils suivent une rééducation. Si une raideur survient, les chirurgiens recommandent une reprise chirurgicale et non une manipulation sous anesthésie. La divergence de taille dans le squelette immature est traitée par différentes méthodes. Si la différence de longueur prévue est inférieure à 5 cm, une épiphysiodèse controlatérale est réalisée. Si la différence de longueur est comprise entre 5 et 12 cm, une épiphysiodèse controlatérale est réalisée et une prothèse conventionnelle de plus de 2 cm que la résection est utilisée pour la reconstruction. Récemment, des prothèses de croissance ont été utilisées.

. Chez l'enfant, la résection de l'extrémité d'un os long entraîne le sacrifice du cartilage de croissance correspondant. L'une des solutions est d'utiliser des prothèses télescopiques, de croissance. Ces prothèses possèdent un mécanisme permettant de les allonger. Les premières prothèses de croissance ont été utilisées dans les années 1980. L'allongement de la prothèse se faisait grâce à une vis et nécessitait une intervention chirurgicale. Chacune de ces réinterventions présentait un risque d'infection, de paralysie par étirement nerveux et de fibrose péri-prothétique supplémentaire. Les mécanismes d'allongement n'étaient pas fiables et il existait des risques de blocage, et surtout de perte brutale de longueur. Depuis 20 ans, il existe des prothèses dont l'allongement ne nécessite pas d'incision, mais fait appel à un mécanisme de commande électromagnétique. Ces prothèses sont fragiles et leur utilisation doit être prudente. Les allongements sont fréquents, mais de faible amplitude, et peuvent se faire par les parents à domicile, à l'aide d'un aimant. Des questions persistent : celles de la croissance en épaisseur de l'os et du pourcentage d'os diminuant avec le grandissement de la prothèse. Il est alors nécessaire de reprendre ces prothèses en fin de croissance par un modèle non télescopique. Les prothèses de croissance existent pour le tibia proximal, le fémur distal et proximal, et l'humérus proximal. Si la différence de longueur est supérieure à 12 cm, une rotatioplastie (opération de Borggraeve) peut se discuter surtout après échecs des tentatives d'allongement et si la fonction de la cheville est normale, ou presque. La chimiothérapie postopératoire est débutée 15 jours après la chirurgie.

- *Le suivi*

Le suivi postopératoire inclut une radiographie pulmonaire standard tous les deux mois et un contrôle du membre opéré tous les deux mois. En cas de doute sur une anomalie pulmonaire, un scanner thoracique est réalisé. En cas de métastase pulmonaire unique ou multiple, une excision chirurgicale est réalisée. Il est clair que les mauvais répondeurs à la chimiothérapie ont un pronostic pire que les bons répondeurs. Les récidives sont rares après trois ans d'évolution. Lorsqu'il y a eu une amputation du membre chez des enfants mauvais répondeurs, les métastases pulmonaires touchent un tiers des patients. En effet, l'amputation ne met pas à l'abri des métastases. Les infections sont souvent traitées par lavage, aspiration et antibiotiques. Les endo-prothèses conventionnelles ont poursuivi une croissance. En cas d'endo-prothèses de croissance (expansives), plusieurs complications sont survenues : descellement de la portion cimentée, collapsus du mécanisme d'expansion, fracture de fatigue de la tige, fibrose des tissus mous. L'endo-prothèse expansive a alors été révisée. Cela concerne deux tiers des patients reconstruits pour le fémur. Les résultats pour le tibia sont bons selon le score d'Enneking. Le taux de réopération pour échec de prothèse ou fracture de celle-ci est élevé. Le délai moyen pour les réinterventions est de trois à quatre ans après la chirurgie initiale. Les réopérations sont surtout dues à des échecs mécaniques de la prothèse, mais aussi à des échecs liés à l'interface entre os, ciment, métal, et de nécrose d'allogreffe-ciment.

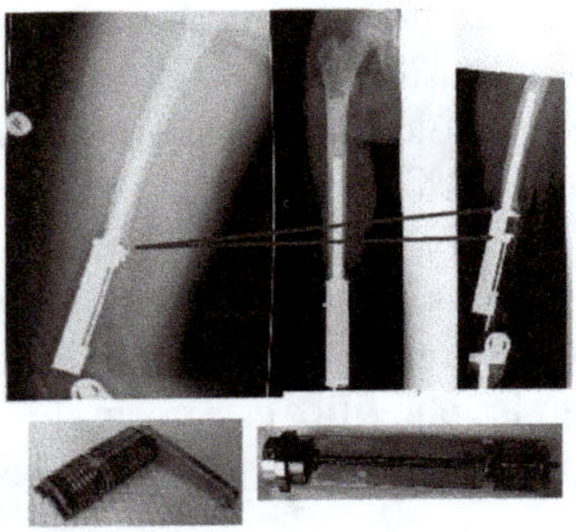

Prothèse de croissance. Après mise en place, l'allongement est fait par l'intermédiaire d'aimants et se fait à la maison par les parents (2,8 mm par mois, soit 17 mm en 6 mois), © Pr. Jean Dubousset.


Références bibliographiques :

Dubousset J., Missenard G. & Kalifa Ch., « Management of osteogenic sarcoma in children and adolescents », in *Clinical Orthopedics and related research*, 1981 ; 270 : 52-59.

Enneking W. F., Spanier S. S. & Goodman M. A., « A system of the surgical staging of musculo-skeletal sarcoma », in *Clin. Orthop.*, 1980 ; 153 : 106.

Enneking W. F., Spanier S. S. & Goodman M. A., « A system for the surgical staging of musculoskeletal sarcoma », in *Clin. Orthop.*, 1980 ; 153 : 106-120.

Gutowski C., Basu-Mallick A. & Abraham J. A., *Management of bone sarcoma*, Surgical Clinics of North America, 2016, pp. 1087-1106.

Kalifa Ch., Mlika S. & Dubousset J., « Expérience du protocole T 10 dans le service de pédiatrie de l'Institut Gustave Roussy », in *Bull. Cancer*, 1988 ; 75 : 207-211.

Mascard E., Missenard G. & Wicart P., *Les prothèses en chirurgie tumorale chez l'enfant. Les tumeurs malignes de l'enfant*, Sauramps médical, 2004, pp. 97-106.
Porpiglia A. S. & Farma J. F., *New trends in the treatment of sarcoma*, Surgical Clinics of North America, October 2016, pp. 1077-1106.

## Transplantation de fibula autologue vascularisée pour reconstruire les membres

La possibilité de guérison est le progrès le plus remarquable dans le traitement des sarcomes des os longs chez l'enfant. Aussi, ni l'abstention thérapeutique, ni l'amputation ne sont tolérables.

- *Les autogreffes de fibula*

Le but de ce chapitre est de préciser l'intérêt des transplants diaphyso-épiphysaires de fibula vascularisée autologue pour la reconstruction des os longs des membres chez l'enfant après résection tumorale. Il s'agit d'autogreffes, donc sans rejet possible, ni apport de maladies virales.

L'anatomie de la fibula est très particulière. Celle-ci a une double vascularisation : le pédicule tibial antérieur pour l'épiphyse (cartilage de croissance et surface articulaire) et le pédicule fibulaire pour la diaphyse. C'est ce long transplant vascularisé que nous avons utilisé avec ses deux pédicules. Ceux-ci nécessiteront une double revascularisation. Après prélèvement d'un segment de l'artère tibiale antérieure, celle-ci doit être obligatoirement reconstruite par un pontage veineux saphène.

- *Une série homogène*

Nous rapportons notre série. Elle comporte un nombre important et un recul conséquent. Dans notre expérience, entre 1985 et 2009, chez l'enfant (4 à 17 ans), après résection tumorale, 82 membres ont été reconstruits par transplants de fibula vascularisée autologue, associée à une ostéosynthèse interne (Ostéosarcome n=54, sarcome d'Ewing n=27, pseudarthrose congénitale n=1).

Les os concernés sont : Humérus : 16 ; Radius : 9 ; Fémur : 44 ; Tibia : 13. Chez ces enfants, la diaphyse de fibula, l'épiphyse avec cartilage de croissance et le cartilage articulaire ont été utilisés. La diaphyse de fibula a été associée à une allogreffe osseuse dans n=6 cas (la fibula vascularisée était placée à l'intérieur de l'allogreffe osseuse). Chez l'enfant, il est indispensable, après prélèvement, de reconstruire la fibula avec une broche et une baguette de tibia homolatérale pour éviter le valgus de la cheville qui serait très difficile à corriger. La revascularisation de la fibula s'est effectuée sur deux pédicules vasculaires du membre reconstruit. Aucun décès postopératoire n'est survenu. La reconstruction du fémur a généré beaucoup de complications. Les reconstructions des membres supérieurs et du tibia ont été suivies par une seule fracture. La croissance de l'épiphyse transplantée est réelle et visualisée sur les radiographies comparatives.

- *Les difficultés*

Au contraire, les reconstructions du fémur ont été suivies de nombreuses complications bénignes (fracture de la fibula qui consolide spontanément, car vascularisée, retard de consolidation, pseudarthrose, déviation axiale, raccourcissement). Les résultats fonctionnels ont été évalués selon la classification d'Enneking et nos résultats sont compris entre 21 et 30 points, sur un maximum de 30. Pour cette raison, depuis 12 ans, pour la reconstruction du fémur, nous associons la fibula vascularisée à une allogreffe osseuse. Celle-ci a un rôle mécanique, puis se résorbe partiellement comme déjà dit au chapitre allogreffes. La fibula, quant à elle, s'épaissit et consolide. Des complications bénignes au site donneur ont été observées : valgus de la cheville en cas de non stabilisation tibio-fibulaire basse, nécessitant parfois des ostéotomies supra-malléolaires du tibia ; parésie du nerf sciatique poplité externe transitoire ; griffe de l'hallux, nécessitant souvent une correction. Un cas de récidive cancéreuse a nécessité une désarticulation du membre. En cas de sarcome osseux, la survie des enfants à 5 ans est de 70 %. Les échecs sont liés essentiellement à des métastases pulmonaires. Nos résultats confirment les avantages du transplant vascularisé autologue de fibula pour la reconstruction des os longs chez l'enfant. Il s'agit d'un matériel biologique et le résultat est définitif. Pour la reconstruction du fémur avec la fibula, l'adjonction d'une allogreffe permet de limiter les complications mécaniques à type de fracture (25 % des cas dans notre série). L'intérêt de ce transplant est majeur. Il permet de reconstruire de longues pertes de substance (supérieures à 8 cm)

en apportant un os long, un cartilage de croissance et un cartilage articulaire permettant aux enfants de reprendre une bonne qualité de vie.
Dans l'avenir, l'association de la fibula vascularisée aux cellules souches ostéoformatrices et à une matrice semble être intéressante. L'imprimante 3 D aura peut-être un avenir. Il faut continuer la recherche avec force.

- *Les autres techniques*

Les pertes de substance des os longs après résection pour sarcome chez l'enfant sont un sujet préoccupant qui pose des difficultés importantes de reconstruction. De multiples techniques ont été autrefois proposées. Elles donnent un taux d'échec considérable, car il s'agit de longues pertes de substance osseuse supérieures à 8 cm. Les techniques suivantes ont été utilisées : traitement orthopédique, clou centromédullaire, fixateur externe, technique d'Ilizarov, méthode de Papineau, prothèses. Les allogreffes donnent de bons résultats immédiats mais elles ne se réhabilitent jamais. A long terme, il existe des fractures, des infections, des pseudarthroses. Les résultats sont insuffisants. L'idée d'utiliser la fibula autologue sans revascularisation pour reconstruire le tibia date de 1905 et a été utilisée par Huntington, mais l'os ne s'épaississait pas, car non ou mal vascularisé. Les premiers cas rapportés dans la littérature de l'utilisation d'un transplant de fibula vascularisé, autologue, ont été réalisés par Ueba en 1973, puis par Taylor en 1975. En France, Alain Gilbert en 1991 a décrit la voie d'abord externe de la fibula, utilisée ensuite par Henri Judet et Christophe Mathoulin, décrit par Hidalgo pour ce qui est de la mandibule. Cette voie d'abord est actuellement universellement reconnue. Il faut signaler la technique de la membrane induite décrite par Alain Charles Masquelet, citée en fin de chapitre.

- *Anatomie*

Il est indispensable de rappeler l'anatomie de la vascularisation de la fibula. Classiquement, pour le prélèvement de la fibula, il fallait respecter l'épiphyse supérieure et l'épiphyse inférieure. Il est indispensable de respecter cette dernière en raison de la mortaise de cheville, fondamentale. Par contre, l'épiphyse supérieure peut être prélevée, bien sûr en réparant et en réinsérant le ligament latéral externe du genou. Cette épiphyse est

particulièrement intéressante, car elle comporte le cartilage de croissance et la surface articulaire de la tête de la fibula, ce qui permet la croissance et la reconstruction d'une articulation. L'épiphyse supérieure de la fibula est vascularisée par l'artère tibiale antérieure qui donne habituellement deux branches : les artères géniculaires antérieure et postérieure. Après prélèvement, il est indispensable de reconstruire l'artère tibiale antérieure par un pontage. Nous utilisons généralement un segment de veine saphène, facile et rapide à prélever.
L'artère fibulaire naît du tronc tibio-péronier. Elle vascularise la diaphyse fibulaire. Elle a une double destination : l'artère centrale de la fibula qui pénètre l'os à mi-hauteur de celui-ci et les multiples branches périostées. L'artère tibiale antérieure est inconstante. Elle est absente dans 4 % des cas. Aussi, avant le prélèvement de fibula, il est recommandé de réaliser un écho-doppler à 3 niveaux de la jambe ou une angiographie pour préciser sa vascularisation, et vérifier la présence des trois troncs artériels principaux. En effet, le prélèvement de la fibula sacrifie l'artère fibulaire et il ne resterait alors que l'artère tibiale postérieure pour vasculariser la jambe. Cela est insuffisant et risque d'entraîner une nécrose de loges.

- *Les patients et les méthodes*

Notre série regroupe 82 enfants traités pour sarcomes des os longs. Ils ont été soignés initialement par chimiothérapie à l'Institut Gustave Roussy, puis opérés dans le service de chirurgie d'enfants à l'hôpital Saint-Vincent-de-Paul à Paris, entre 1985 et 2009 (Pr. Jean Dubousset). Il en est de même pour les chirurgiens ORL.

. *Patients*

Les enfants de cette série sont âgés de 4 à 17 ans (moyenne 11 ans). Sexe : 54 garçons et 28 filles. Quatre-vingt-deux membres ont été reconstruits par transplants de fibula vascularisée, associée à une ostéosynthèse interne (Ostéosarcome n= 54, sarcome d'Ewing n= 27, un cas de pseudarthrose congénitale des 2 os de l'avant-bras). Les os longs concernés sont : Humérus : 16 ; Radius : 9 ; Fémur : 44 ; Tibia : 13. Le côté gauche des enfants était trois fois plus souvent atteint que le côté droit. Certains enfants avaient été opérés jusqu'à sept fois. Chez ces enfants, la diaphyse de fibula, l'épiphyse avec cartilage de croissance et le cartilage articulaire ont été utilisés. En cas de lésion du fémur, la diaphyse fibulaire a été associée à une allogreffe osseuse dans n=6 cas (la fibula était placée à l'intérieur de l'allogreffe osseuse, après élargissement du canal médullaire par forage). Chez l'enfant et avant la fin de croissance, il est indispensable, lors du prélèvement, de reconstruire la fibula avec une broche de Kirchner et une baguette de tibia homolatérale, donc non vascularisée, pour éviter le valgus de la cheville. La fibula se reconstruit en quelques semaines. Pour les sarcomes, le délai entre le diagnostic et l'exérèse qui est faite au même moment que la reconstruction par fibula vascularisée était en moyenne de 3,5 mois avec des extrêmes de 3 mois à 9 ans. Ce délai correspond en général à la chimiothérapie préopératoire. Les longs délais étaient liés à des reconstructions multiples antérieures par des prothèses ou du ciment, suivies d'échecs, puis par fibula vascularisée. Avant toute décision opératoire, une angiographie (souvent artériographie) des membres inférieurs a été réalisée pour rechercher une compression, voire un envahissement veineux par la tumeur. Elle permettait de préciser la vascularisation de la fibula : vérification de la présence des 3 axes vasculaires. Actuellement, c'est l'angio-IRM qui est surtout utilisée. Le nombre d'interventions antérieures avant le transplant de fibula vascularisée était compris entre 0 et 7. La longueur de la perte de substance osseuse, après la résection de la tumeur, était comprise entre 35 et 11 cm, avec une moyenne de 22 cm. Une palette cutanée vascularisée a été associée à la fibula dans trois cas pour reconstruire l'avant-bras et permettre de fermer la peau. Il n'a pas été utilisé de palette pour le fémur en raison de la profondeur de la reconstruction. Il faut signaler que la reconstruction de l'humérus pose une difficulté fonctionnelle majeure au niveau de l'épaule. Il y a, en effet, incongruence des surfaces articulaires : large glène pour l'omoplate et petite surface articulaire pour la fibula. Aussi, après la croissance du transplant fibulaire, une arthrodèse de l'épaule a permis de donner une bonne stabilité à celle-ci, bien sûr au prix d'une certaine raideur.

. *Méthodes*

La biopsie des tumeurs est indispensable, obligatoire avant toute décision thérapeutique. La chimiothérapie préopératoire en cas de sarcome a un rôle fondamental. En cas de sarcome, une artériographie des 2 membres inférieurs est réalisée. Elle précise la vascularisation de la tumeur et celle de la fibula.

. *Technique*

L'exérèse des sarcomes osseux obéit aux règles carcinologiques strictes. La chimiothérapie préopératoire permet d'encapsuler la tumeur, ce qui facilite l'exérèse. L'IRM préopératoire confirme ce phénomène. L'exérèse, puis la reconstruction par fibula vascularisée, se font dans le même temps opératoire. Précisons que les premiers cas ont été reconstruits d'abord par prothèse ou par ciment, puis par fibula dans un deuxième temps. Les interventions étaient toujours réalisées par deux équipes entraînées. En cas de sarcome du fémur, la fibula était prélevée du même côté, afin de n'opérer qu'un seul membre.

. *Les voies d'abord.*

L'installation des enfants était toujours en décubitus dorsal sur table ordinaire. Les voies d'abord pour exérèse des sarcomes du fémur étaient doubles : interne pour disséquer les vaisseaux, externe pour l'exérèse en bloc de la tumeur et réaliser l'ostéosynthèse. L'examen Doppler permet de repérer les pédicules cutanés issus de l'artère fibulaire. Ces points sont notés au crayon dermographique et seront utiles pour délimiter la palette cutanée qui peut être prélevée avec la fibula. Le prélèvement de la fibula se fait par voie externe, selon la technique décrite par Alain Gilbert. Après incision longitudinale à la face externe de la jambe (peau, puis aponévrose jambière), on sépare les muscles extenseur commun et court péronier latéral. Puis, désinsertion des muscles extenseur commun, péronier latéral, long péronier latéral, puis fléchisseur propre, en veillant à laisser une fine lamelle de muscle autour de la fibula, de façon à préserver les vaisseaux périostés qui vascularisent la fibula. La fibula est ainsi exposée. Après repérage de la longueur nécessaire d'os, celui-ci est contourné par une rugine à sa partie distale, de manière à ne pas blesser les vaisseaux fibulaires. La fibula est sectionnée à la scie oscillante en protégeant ces vaisseaux. De même proximalement, l'os est contourné et protégé par la rugine. L'os est sectionné. La fibula a alors une certaine mobilité, car les faces externe et interne ont été libérées.

Distalement, le pédicule fibulaire est repéré et sectionné entre ligatures. La fibula est alors soulevée avec douceur et séparée du fléchisseur propre en conservant toujours une fine épaisseur de muscle. Les vaisseaux fibulaires sont situés à la face profonde de la fibula comme le montre la figure 1. La dissection est poursuivie jusqu'à la partie proximale de la fibula. Au tiers supérieur de l'os, siège l'origine du pédicule fibulaire. Il existe deux veines et une artère. Chaque élément est disséqué et lié du côté proximal. Du côté distal, un clamp est appliqué et le pédicule est sectionné. Le transplant de fibula est libre. Il sera utilisé tel quel, rectiligne. Lorsqu'une palette cutanée est nécessaire, elle sera prélevée en bloc avec la fibula avec laquelle elle partage la même vascularisation et ce sera une bonne manière de vérifier la bonne vitalité du transplant.

*. Le prélèvement de l'épiphyse supérieure de fibula associé à la diaphyse.*

La technique est la même que précédemment. L'incision cutanée est poursuivie au-delà de la tête fibulaire. Celle-ci est libérée. Le nerf sciatique poplité externe est repéré, libéré avec douceur. Il contourne le col de la fibula. Le ligament latéral externe est désinséré de la tête de la fibula. Il sera réinséré sur l'extrémité supérieure du tibia (aucune suite fâcheuse n'a été notée). De même, le ligament péronéo-tibial supérieur est sectionné. Les vaisseaux géniculaires qui vascularisent l'extrémité supérieure de la fibula sont libérés dans une atmosphère graisseuse jusqu'à l'artère tibiale antérieure. Un segment de 2 cm de cette artère et de la veine adjacente est prélevé. Ils seront branchés sur les vaisseaux receveurs. Le prélèvement est terminé. L'artère tibiale antérieure est obligatoirement reconstruite par un pontage. Le greffon de veine saphène est facile et rapide à utiliser.

- *Les vaisseaux de revascularisation*

Pour la reconstruction fémorale, les vaisseaux de revascularisation de la fibula sont les vaisseaux fémoraux profonds en termino-terminal, les vaisseaux fémoraux superficiels par l'intermédiaire de greffons veineux, les vaisseaux perforants. La veine fibulaire a toujours été revascularisée, de même que l'artère fibulaire. Il faut signaler les difficultés pour disséquer ces petits vaisseaux, en particulier après des interventions antérieures et une éventuelle radiothérapie. Le microscope opératoire est nécessaire chez l'enfant et le fil utilisé pour les micros sutures est du 9 ou 10-0.

. *Les ostéosynthèses du membre opéré* ont été réalisées par un matériel interne : plaque vissée, broche centromédullaire, vis. En effet, les patients ayant un sarcome reçoivent aussi une chimiothérapie postopératoire et il faut absolument éviter une porte d'entrée microbienne telle que celle permise par les fixateurs externes. De plus, l'ostéosynthèse interne est plus stable que les fixateurs externes.

. La reconstruction de la fibula prélevée est nécessaire si l'enfant n'a pas terminé sa croissance, pour prévenir le valgus de la cheville. Une broche de Kirchner est placée en va-et-vient entre les deux extrémités de fibula. La perte de substance de la fibula est comblée par une baguette de tibia de longueur équivalente, prélevée par une voie d'abord interne séparée, du côté homolatéral. Elle n'est pas vascularisée. La baguette de tibia est fixée à la broche de Kirchner à l'aide de fil de suture résorbable. Ensuite, une néo-fibula se reconstruit chez l'enfant en quelques semaines. Lorsque la fibula est prélevée très bas, au niveau des ligaments péronéo-tibiaux, une vis de syndesmose péronéo-tibiale est placée pour éviter la déformation en valgus.

. *Les anastomoses microchirurgicales artérielles et veineuses* sont réalisées après la fixation du transplant de fibula, de façon à le stabiliser. Ces anastomoses sont termino-terminales et peuvent nécessiter un pontage vasculaire avec un greffon veineux. Le microscope opératoire ou les lunettes grossissantes sont un apport majeur.

. Pour les reconstructions du fémur et pour éviter les complications mécaniques, nous avons utilisé une allogreffe de fémur (n=6). L'allogreffe osseuse est forée dans le canal centro-médullaire pour l'élargir. Une fenêtre est pratiquée à sa partie supérieure pour sortir le pédicule de la fibula. Le transplant de fibula est placé à l'intérieur de l'allogreffe et le pédicule vasculaire est extériorisé par la fenêtre osseuse. L'ostéosynthèse est pratiquée par plaque et le pédicule vasculaire fibulaire est revascularisé.

. *Surveillance*

La surveillance postopératoire des transplants demeure difficile.

En pratique, la radiographie du membre opéré a été réalisée de face et de profil. Les deux critères de vitalité du transplant de fibula sont l'épaississement de l'os et l'apparition de cals osseux aux deux extrémités. Il faut signaler la difficulté d'interpréter les radios en raison du volume des plaques d'ostéosynthèse.
. L'appui partiel est autorisé après l'apparition de cals osseux. L'appui total est permis après l'hypertrophie du transplant de fibula. La vitalité de la palette cutanée utilisée au membre supérieur a un intérêt pour la surveillance, mais il est limité dans le temps. L'examen Doppler à trois niveaux du membre est utile pour vérifier la perméabilité des axes vasculaires. L'examen Doppler peropératoire est également utile. L'artériographie et l'angiographie numérisée sont intéressantes, mais ne sont pas des examens répétitifs. La scintigraphie est réalisée après la chimiothérapie pour vérifier la vitalité du transplant et éliminer d'éventuelles autres localisations de sarcome. La radiographie des poumons est indispensable au troisième, puis au sixième mois postopératoire, éventuellement complétée par un scanner thoracique pour détecter les métastases pulmonaires. Elle sera ensuite réalisée annuellement.
La chimiothérapie pré et postopératoire dépend du type histologique. Les sarcomes d'Ewing sont radiosensibles. Toutefois, nous n'avons pas utilisé la radiothérapie postopératoire, craignant d'intervenir sur la vitalité du transplant de fibula. L'évaluation fonctionnelle des transplants a été réalisée quantitativement selon le protocole testé en 1989, par la Musculo Skeletal Tumor Society (MSTS) et adopté par l'International Symposium on Limb Salvage (ISOLS) décrit par Enneking. Ce système donne une valeur numérique de 0 à 5 pour chacune des six catégories : douleur, fonction, acceptation émotionnelle, déplacement de la main, adresse manuelle, force motrice. L'intérêt de ce système est de faciliter les études comparatives des reconstructions tumorales osseuses.

- *Résultats*

Aucun décès immédiat n'a été observé.
. Le recul de notre série de transplants vascularisés de fibula est de plus de 7 ans, les interventions étant réalisées entre 1985 et 2009. Il faut préciser que deux enfants ont eu une résection de sarcome en 1983 et en 1990, avec, à l'époque, une reconstruction

initiale par prothèse. Après transplant de fibula vascularisée, la consolidation s'est faite entre le 4$^{ème}$ et le 14$^{ème}$ mois, avec une moyenne de 9 mois. La qualité de l'ostéosynthèse est un facteur décisif de réussite et de rapidité de la consolidation. De même l'apport de greffons corticaux spongieux initiaux active la consolidation. Plusieurs complications ont été observées. Une complication fréquente est la fracture du transplant de fibula (un quart de nos patients) pour reconstruire le fémur. Ces fractures sont constatées lorsqu'un long transplant de fibula est utilisé. Ces fractures sont indolores, car le transplant de fibula n'est pas innervé. Elles peuvent donc passer inaperçues. Elles ont été détectées par suite d'une déformation du membre. Ces fractures ont toutes consolidé après traitement orthopédique (immobilisation plâtrée), car la fibula est vascularisée, entraînant un épaississement et un cal osseux. Le valgus de cheville a nécessité une réintervention avec correction et épiphysiodèse par vis. Les retards de consolidation ont nécessité des greffons cortico-spongieux autologues prélevés au niveau de la crête iliaque. Ils ont été suivis de consolidation. La reconstruction de l'extrémité supérieure de l'humérus pose des difficultés fonctionnelles importantes, en raison des différences de surface des cartilages articulaires : une glène de l'omoplate importante et une petite surface articulaire de l'épiphyse fibulaire. La solution que nous avons adoptée après la croissance a été de réaliser une arthrodèse de l'épaule. Cela donne une bonne stabilité à l'articulation. La mobilité de l'épaule vient alors des mouvements permis entre l'omoplate et la cage thoracique. La griffe du premier orteil est due à la désinsertion de l'extenseur propre du gros orteil et nécessite parfois une correction. En cas de raccourcissement important du membre opéré, les solutions retenues sont : après l'âge de 20 ans, allonger le transplant de fibula ou bien, à cet âge, raccourcir le membre de l'autre côté.

Le fémur (n=44) est la grande difficulté technique avec un nombre important de complications bénignes au niveau du transplant dont : retard de consolidation (n=8), fracture (n=10), déviation axiale (n=6). Un traitement adapté a été effectué.

Les pontages vasculaires réalisés ont été contrôlés par examen Doppler, en particulier pour la reconstruction de l'artère tibiale antérieure et dans un cas de l'artère fémorale.

Au niveau du site donneur, nous avons observé des complications bénignes. Les paralysies du nerf sciatique poplité externe (n=4) ont été transitoires, le valgus de cheville (n= 8) a nécessité une correction, la griffe du premier orteil (n=7) a souvent obligé à un geste local.

. Ces chiffres de complications sont rapportés avec objectivité et rigueur et ne doivent pas pénaliser la méthode. Beaucoup de ces complications sont bénignes, dont les fractures. Tous les enfants opérés ont repris l'école.

Le système d'évaluation adopté par le MSTS et ISOLS donne une valeur numérique comprise entre 0 et 5 pour chacune des six catégories. Les enfants opérés dans notre série et évalués ont un résultat fonctionnel situé entre 21 et 30 sur un total de 30.

Dans notre série, la survie à cinq ans est de 70 %. Les décès ont été dus à des métastases pulmonaires et, plus rarement, à des métastases cérébrales. Dans un cas de récidive du sarcome au niveau du fémur, nous avons dû pratiquer une désarticulation du membre inférieur.

. Faut-il opérer ces enfants atteints de sarcomes osseux, après une chimiothérapie efficace, même lorsque l'IRM montre la disparition du sarcome? La réponse est affirmative, sinon la récidive est constante. Les résultats des études américaines le confirment.

- *Discussion*

. Avantages

La technique conserve le membre opéré et la fonction, ce qui est primordial. Elle évite l'amputation. Les séries de reconstruction du membre inférieur par fibula vascularisée sont nombreuses. Elles sont rares pour le membre supérieur. Le greffon osseux idéal est un os vivant, vascularisé, autologue, qui reste organisé, ne se résorbe pas et donne une hypertrophie permettant d'augmenter sa solidité. C'est un matériel biologique. Le résultat est définitif. Le transplant de fibula vascularisée autologue répond à ces objectifs. C'est le seul matériel qui se brise et consolide spontanément avec un simple traitement orthopédique, car il est vascularisé. Les avantages sont une réalisation de cals osseux à chaque extrémité permettant la consolidation, une hypertrophie et une croissance.

La fixation solide de la fibula vascularisée, à ses deux extrémités, et l'association de greffons osseux corticaux spongieux d'emblée fournissent le taux de consolidation le plus rapide. La préférence du transplant vascularisé de fibula par rapport aux autres greffons vascularisés (crête iliaque, crête scapulaire, côte, baguette de radius) tient à un avantage majeur : la configuration longitudinale et corticale de l'os permet de reconstruire de longues pertes de substance des os longs. L'anatomie vasculaire de la fibula permet un abord chirurgical simple et le prélèvement simultané d'une palette cutanée vascularisée et de muscle (m. soléaire). La longueur disponible de fibula est en moyenne de 30 cm. Le cartilage articulaire de l'épiphyse peut être prélevé et utilisé pour la reconstruction de l'articulation, spécialement pour l'humérus et le fémur. Le résultat final est certes long à obtenir : 2 ans. Toutefois, il est définitif et les enfants reprennent une vie normale, avec une bonne qualité de vie.

La localisation humérale supérieure est une des plus difficiles à reconstruire sur le plan fonctionnel : le transplant vascularisé de fibula avec la tête fibulaire et sa surface articulaire offre une solution originale.

Que dire des autres techniques ? La période d'euphorie des prothèses, des arthroplasties, des allogreffes et la technique d'Ilizarov n'ont pas répondu aux espoirs. A l'inverse, la technique de la fibula est une solution séduisante qui n'est d'ailleurs probablement pas définitive.

Jean Dubousset, sur une série de 29 cas d'allogreffes osseuses après résection pour tumeurs malignes des os longs, démontre que les allogreffes intercalaires ne sont jamais réhabilitées. Si les suites immédiates sont souvent simples, les complications secondaires sont nombreuses : fractures, pseudarthroses, infections qui surviennent tardivement entre la 3$^{ème}$ et la 6$^{ème}$ année. Il en est de même des allogreffes manchonnant une prothèse : l'allogreffe osseuse se comporte comme un séquestre. Seul, le manchon périphérique est vivant. En effet, les allogreffes osseuses ont leurs complications spécifiques : résorption et infection.

Pour améliorer les résultats de la reconstruction fémorale, en particulier pour éviter les complications mécaniques telles que les fractures, l'avenir est peut-être d'associer, à la fibula vascularisée, des substituts osseux tels que les cellules souches ostéoformatrices avec des biomatériaux. Comparée à d'autres techniques, telles que les prothèses, et, malgré les progrès, la greffe de la fibula est une technique peu coûteuse. Les résultats obtenus avec le transplant libre vascularisé de fibula sont définitifs. C'est une méthode sûre de reconstruction après exérèse de tumeurs des os longs. Les complications bénignes pour les reconstructions du fémur ont une fréquence élevée, mais elles sont relativement faciles à corriger.

Les deux critères de succès de la fibula vascularisée chez l'enfant sont l'épaississement du transplant et le cal osseux à chaque extrémité. Afin d'améliorer le taux et la rapidité de consolidation du transplant de fibula vascularisée, nous formulons plusieurs recommandations :

- La solidité de l'ostéosynthèse du membre doit être excellente ;
- La fixation de la fibula vascularisée est nécessaire à ses deux extrémités ;
- Une greffe cortico-spongieuse autologue associée aux 2 extrémités de la fibula accélère la consolidation ;
- Les micro-anastomoses vasculaires doivent être excellentes ;
- La couverture cutanée doit être de bonne qualité, éventuellement permise par l'apport d'une palette cutanée prélevée avec la fibula. Il s'agit d'os autologue sans aucun risque d'apporter une maladie virale et sans risque de rejet.

. Inconvénients

C'est une chirurgie minutieuse, difficile, souvent de longue durée. La dissection des pédicules vasculaires receveurs est parfois délicate, surtout lors des réinterventions, et après radiothérapie. Un pontage vasculaire avec un greffon veineux est alors parfois nécessaire. La microchirurgie est indispensable en raison du petit calibre des vaisseaux. Toutefois, pour la reconstruction des os longs du membre supérieur, il est possible d'opérer à deux équipes : exérèse tumorale et prélèvement de la fibula, simultanément.

Les complications de cette chirurgie, souvent mineures, sont nombreuses, dominées par la fracture du transplant de fibula, mais consolidant spontanément en donnant un cal osseux.

Que dire du transplant d'épiphyse fibulaire ? Nous avons utilisé ce transplant dans deux circonstances : reconstruction de l'humérus proximal et reconstruction du fémur proximal. L'artère fibulaire n'assure que la vascularisation diaphysaire et ne peut suffire à conserver la vascularisation de l'épiphyse et du cartilage de croissance proximal. C'est Alain Gilbert qui a proposé une technique de prélèvement et de branchement qui fait appel à l'artère fibulaire et à la tibiale antérieure pour assurer l'irrigation du segment diaphysaire et épiphysaire. Aussi, l'artère fibulaire et un court segment d'artère tibiale antérieure sont prélevés. L'artère tibiale antérieure est ensuite reconstituée. Alain Gilbert fait une suture directe. Nous avons préféré faire un court pontage à l'aide d'un greffon veineux saphène. Ceci a l'inconvénient de la complexité et des aléas de dissection. G. Dautel a cherché à simplifier cette stratégie en ne prélevant que l'artère tibiale antérieure, lui confiant la vascularisation à la fois de l'épiphyse et du segment diaphysaire pariant sur les anastomoses entre l'artère tibiale antérieure et l'artère fibulaire. Il a réalisé une étude anatomique qui le confirme. Dans cette configuration, ce sont les anastomoses entre le système tibial antérieur et fibulaire qui assurent l'irrigation du segment diaphysaire du transplant. L'auteur a réalisé deux interventions selon ce procédé (humérus et radius) qui confirment la viabilité du transfert et sa croissance. Nous sommes restés fidèles à la double vascularisation de la fibula en revascularisant l'artère fibulaire et l'artère tibiale antérieure. Nous avons également réalisé des transplants fibulaires doubles pour reconstruire un segment osseux de gros calibre. Le but est d'éviter la phase de fragilité prolongée du transplant. Le transplant de fibula est prélevé de longueur double de la perte de substance et une ostéotomie du greffon permet de disposer de deux segments diaphysaires adossés en canon de fusil, offrant une meilleure congruence avec la diaphyse d'un fémur ou d'un tibia.

. Indications

La technique décrite pour la reconstruction des os longs est séduisante, car le résultat est définitif et les avantages sont très nombreux. Il faut toutefois la réserver aux pertes de substance des os longs supérieurs à 8 cm. L'ostéosynthèse doit être solide. La possibilité d'utiliser la tête de fibula avec une surface articulaire et le cartilage de croissance vascularisés permet de

reconstruire la fonction articulaire, et d'obtenir une croissance du membre.
En conclusion, le transplant de fibula vascularisée autologue est un apport majeur. Le résultat est définitif, car il s'agit de matériau biologique et autologue, donc sans rejet. La reconstruction des os longs des membres chez l'enfant par fibula vascularisée permet une hospitalisation courte, une consolidation rapide et une reprise de l'activité des enfants, car elle conserve le membre et la fonction. La technique est peu coûteuse par rapport aux autres techniques. La possibilité d'utiliser la fibula vascularisée avec l'épiphyse supérieure comportant une facette articulaire et le cartilage de croissance la rend particulièrement adaptée à la reconstruction des os longs des membres chez l'enfant.
Quelle est la survie des opérés ?
Après chimiothérapie, puis chirurgie et chimiothérapie post-opératoire, la survie est de 70 % avec cinq ans de recul. Cette technique améliore la qualité de vie des enfants. Elle implique une excellente coordination pluridisciplinaire : médecins oncologues, radiothérapeutes, chirurgiens, anesthésistes, radiologues, anatomopathologistes, radiologues, généticiens. Le futur pour reconstruire les os longs est peut-être la fibula vascularisée, associée à des cellules souches ostéoformatrices avec des biomatériaux qui servent de matrice. Le périoste vascularisé est peut-être aussi une solution. Enfin, il ne faut pas omettre l'éventualité d'une reconstruction par imprimante 3D…

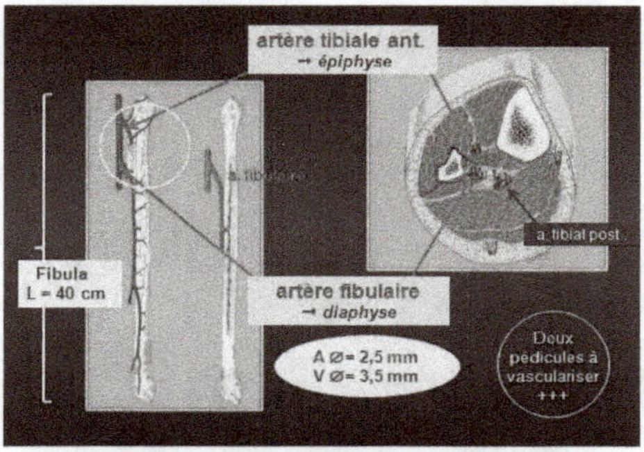


Anatomie de la vascularisation de la fibula avec deux pédicules : artère tibiale antérieure et artère fibulaire, © Michel A. Germain.

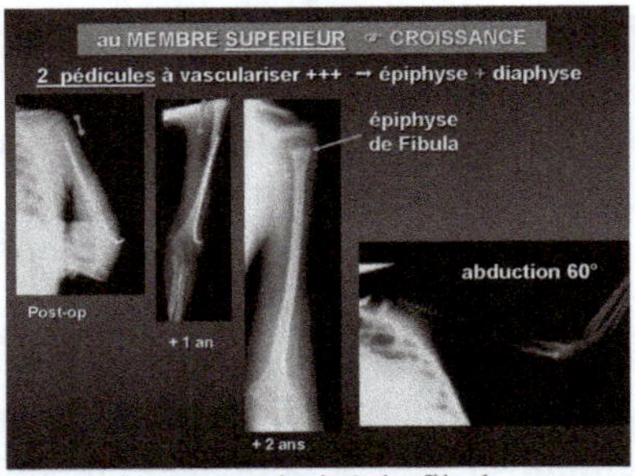


La croissance du transplant vascularisé de fibula est une réalité, grâce au cartilage de croissance. Radiographies de l'humérus : post-op. et à 2 ans, © Michel A. Germain.

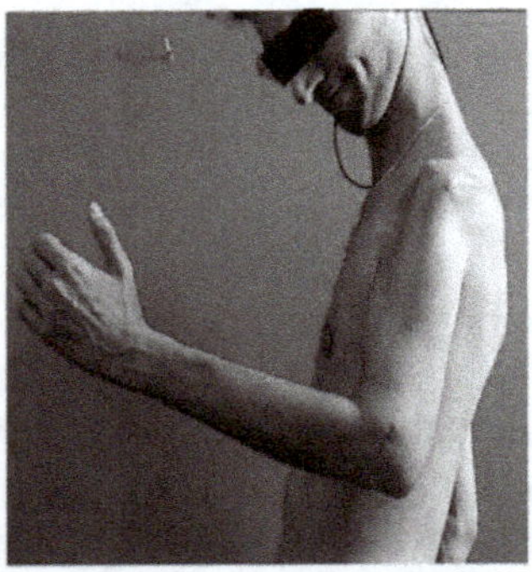

La difficulté fonctionnelle pour la reconstruction de l'humérus nous a amené, après la croissance, à réaliser une arthrodèse de l'épaule, pour la stabiliser. La mobilité de l'épaule se fait au niveau scapulo-thoracique (entre la face antérieure de l'omoplate et du thorax), © Michel A. Germain.

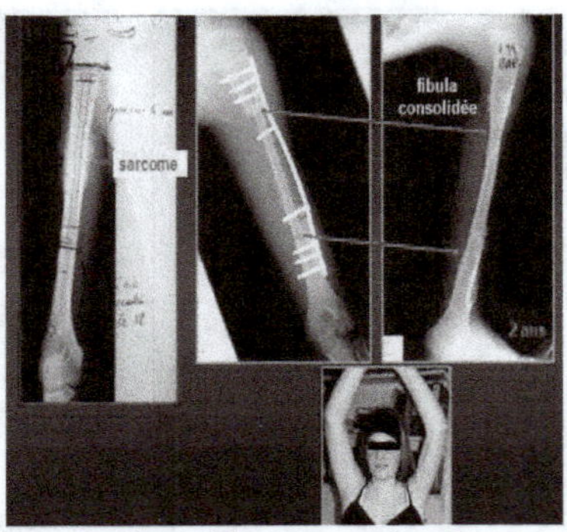


Sarcome de l'humérus. Après exérèse, reconstruction par fibula vascularisée. Restitution de l'humérus à deux ans : radios et résultat fonctionnel à 2 ans, © Michel A. Germain.

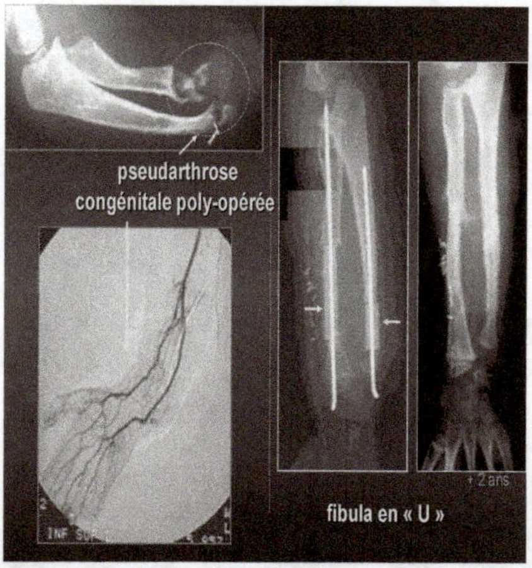

Pseudarthrose congénitale des 2 os de l'avant-bras. Reconstruction par transplant de fibula vascularisée en U. Radiographies pré-op., post-op. et résultat à deux ans. L'artériographie pré-op. montre l'intégrité des axes vasculaires. L'artère fibulaire est anastomosée sur l'artère radiale : anastomose termino-latérale. Cette artère vascularise les deux segments osseux en passant en pont entre eux, © Michel A. Germain.

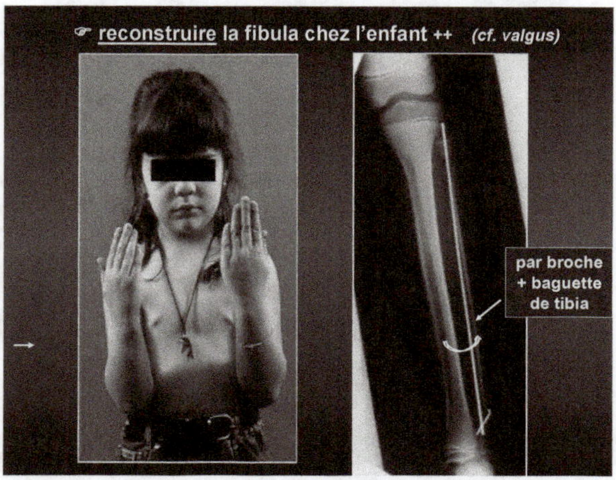

Résultat fonctionnel après reconstruction des 2 os de l'avant-bras à droite, chez l'enfant. Nécessité chez l'enfant de reconstruire la fibula par une broche et une baguette de tibia homolatérale, après prélèvement de la fibula, © Michel A. Germain.

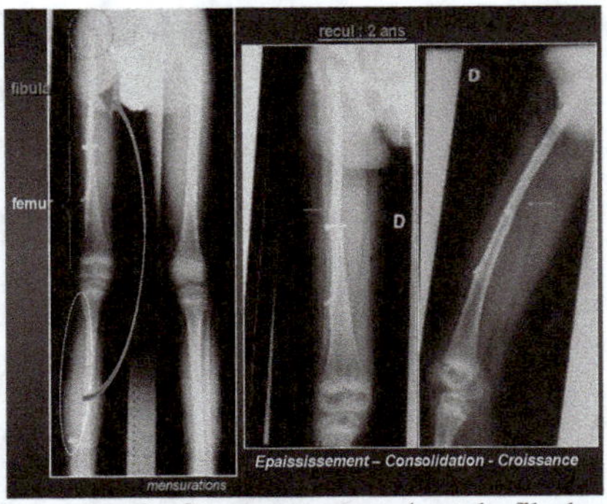


Résultat de reconstruction du fémur par transplant de fibula vascularisée: consolidation, épaississement, croissance (radiomensurations), © Michel A. Germain.

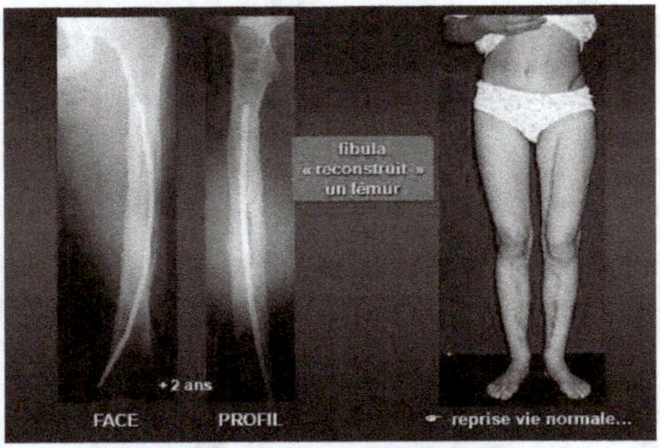


Reconstruction du fémur par transplant vascularisé de fibula. A deux ans, reconstitution du fémur et reprise d'une vie normale, © Michel A. Germain.

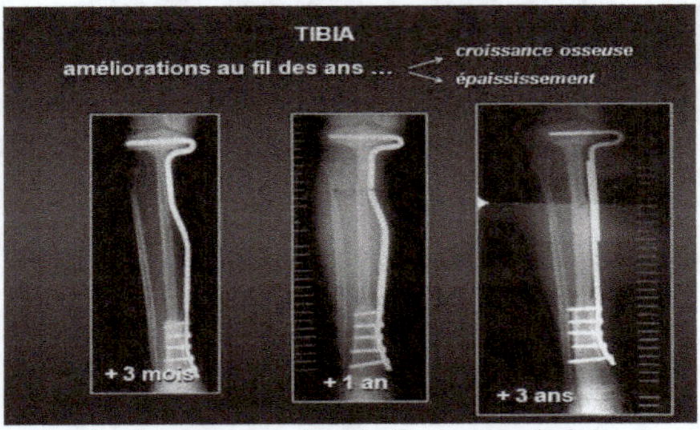


Reconstruction du tibia par transplant de fibula vascularisée : consolidation, épaississement, croissance. Résultat à 3 ans, © Michel A. Germain.

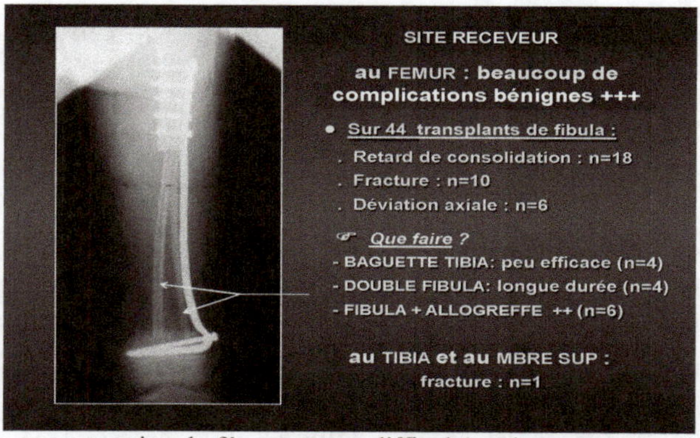


La reconstruction du fémur est une difficulté majeure en raison des nombreuses complications. Que faire ? Utiliser une baguette de tibia (peu efficace), deux transplants de fibula (intervention longue), ou fibula avec allogreffe pour éviter les fractures (notre solution). Le futur réside peut-être dans les cellules souches associées à une matrice, © Michel A. Germain.

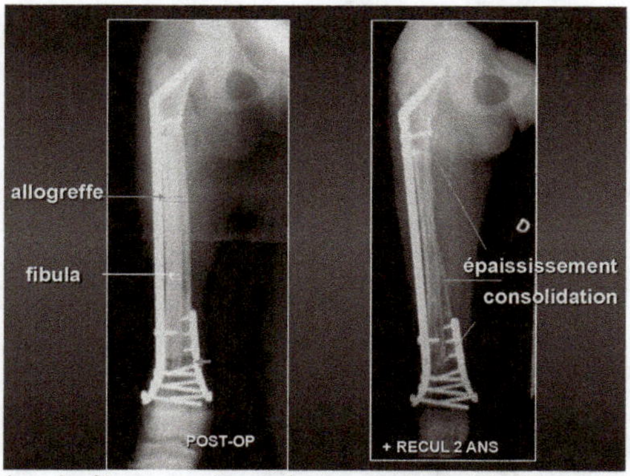


Reconstruction du fémur par transplant vascularisé de fibula, introduit dans une allogreffe osseuse. Noter la résorption partielle de l'allogreffe, qui permet l'épaississement et la consolidation de la fibula à 2 ans, © Michel A. Germain.

<u>Références bibliographiques</u> :

Dautel G., Vialaneix J. & Lascombe P., *Utilisation du transfert vascularisé de péroné. Les tumeurs malignes de l'enfant*, Sauramps médical, 2004; 89-96.

Dubousset J. & Missenard G., « Allogreffes osseuses et résection pour tumeurs malignes au niveau des membres inférieurs », in *Acta Orthop. Belg.*, 1991; 57: 90-97.

Enneking W. F., Dunham W., Gebhardt M. C., Malawak M. & Pritchard D. J., « A system for functional evaluation of reconstructive procedures after surgical treatment of tumor of the musculo skeletal system », in *Clinical Orthopaedics and related research*, 1993; 286: 241-246.
« A system for the surgical staging of musculoskeletal sarcoma », in *Clin. Orthop.*, 1980; 153: 106-120.
Eweids A. M., Nabawi A. S., Elhammad H. A. et al., « Axially vascularized bone substitutes: a systematic review of literature and presentation of a novel model », in *Arch. Orthop. Trauma Surg.*, 2012; 132: 1353-1362.
Germain M. A., Mascard E., Dubousset J., Missana M.-Ch. & Bonvalot S., « Reconstruction des os longs chez l'enfant par fibula vascularisée après résection tumorale – notre évolution », in *e-Mémoires de l'Académie nationale de chirurgie*, 2007; 5 (1): 01-06.
Germain M. A., Dubousset J., Mascard E., Missenard G. & Kalifa C., « Reconstruction of long bones with free vascularized fibula after resection for sarcoma in the child », in *Bull. Acad. Natle. Méd.*, 1996; 180: 1125-45.
Gilbert A., « Free vascularized bone grafts », in *Int. Surg.*, 1981; 66: 27-31.
Hidalgo D. A., « Fibula free flap: a new method of mandible reconstruction », in *Plast. Reconstruct. Surg.*, 1989; 84: 71-79.
Iorio M. L., Cheerharan M. & Olding M., « A systemic review and pooled analysis of peroneal artery perforators for fibula osteo-cutaneous and perforator flaps », in *Plast. Reconstruct. Surg.,* 2012; 130: 600-607.
Judet H., Gilbert A., Mathoulin Ch., Judet J., Judet Th., Siguier M. & Brumpt B., « Reconstruction des pertes de substances osseuses des membres par transfert libre de péroné vascularisé », in *Chirurgie,* 1991; 117: 469-477.
Leclere F. M., Bosc R., Temam S., Leymarie N. et al., « Reconstruction of large mandibulofacial defects with the composed double skin paddle fibula free flap. A review of 32 procedures », in *Laryngoscope,* 2014; 124: 1336-43.
Lykoudis E. G., Koutsouris M. & Lyhissas M. G., « Vascular anatomy of the integument of the lateral lower leg: an anatomical

study focused on cutaneous perforators and their clinical importance. », in *Plast. Reconstruct. Surg.*, 2011; 128: 188-98.
Mathoulin Ch., Gilbert A., Judet H., Judet Th., Siguier M. & Brumpt B., « Transfert libre de fibula vascularisé dans les pseudarthroses et pertes de substance fémorale. », in *Rev. Chir. Orthop.*, 1993 ; 79 : 492-499.
Ueba Y. & Fujikawa S., « Nine years follow-up of a vascularized fibular graft in neurofibromatosis. A case report and literature reviews. », in *Trauma. Surg.*, 1983; 26: 595-605.
Weiland A. J., Daniel R. K. & Riley L. H., « Application of the free vascularized bone graft in the treatment of malignant or aggressive tumors. », in *Johns Hopkins Med. J.*, 1977; 140: 85-96.
Yu P.Y., Chang E. I. & Hanassono M. M., « Design of a retable skin paddle for the fibula osteo-cutaneous flap: perforator anatomy revisited. », in *Plast. Reconstr. Surg.*, 2011; 128: 440-446.

## La membrane induite

Il est nécessaire de mentionner le travail important d'Alain Charles Masquelet : La membrane induite dans les reconstructions osseuses segmentaires – Développement et perspectives. C'est bien sûr une technique à connaître et certainement très intéressante. Cependant, peu de résultats à distance, à 5, puis 7 ans ont été publiés, en particulier sur les fractures qui connaissent retard de consolidation, infection et déviation axiale. La technique est certainement excellente, d'autant que A. C. Masquelet a étendu les indications au fémur, à l'humérus, au radius, à la clavicule.

L'interrogation porte sur la reconstruction du fémur toujours très difficile. La technique est surtout montrée pour les reconstructions de jambe, où il y a la fibula, très utile pour la solidité. Aucun renseignement n'a été donné par ailleurs sur la possibilité de croissance osseuse chez l'enfant.

Références bibliographiques :

Masquelet A. C., « La technique de la membrane induite dans les reconstructions osseuses segmentaires – Développement et perspectives. », Académie nationale de médecine. Séance du 7 mars 2017. In *Bull. Acad. Ntle Méd.* In press.

Masquelet A. C., « La membrane induite. », Académie nationale de chirurgie. Séance du 21 septembre 2017. In *e-Mémoires de l'Académie nationale de chirurgie*. In press.

# TROISIEME PARTIE : AUTRES

## Reconstructions mandibulaires par transplant osseux vascularisé autologue pour sarcome

- *Buts*

La reconstruction des pertes de substance mandibulaires interruptrices après exérèse a bénéficié de l'apport des transplants libres osseux vascularisés autologues. Pour ces lésions, l'aspect fonctionnel et morphologique est essentiel. L'intérêt des transplants osseux est manifeste dans les reconstructions initiales, moins constant dans les reconstructions secondaires et dans les reconstructions latérales.

Le transplant de fibula autologue vascularisée est le transplant de choix dans les reconstructions étendues. Le transplant scapulaire et le transplant antébrachial sont indiqués dans les pertes de substances limitées et peut-être en cas d'affections vasculaires. Le transplant de crête iliaque a un inconvénient majeur. En cas de nécessité d'os et de peau, il y a inadéquation entre les deux éléments. Or, pour reconstruire la mandibule, il y a habituellement besoin d'une palette cutanée en plus de l'os. En l'absence de reconstruction, les conséquences morphologiques et fonctionnelles sont majeures sur la phonation, la mastication, la déglutition, surtout dans la région symphysaire.

Le pontage par une plaque d'ostéosynthèse, l'endoprothèse ou la greffe osseuse non vascularisée sont décevants, exposant le patient à un risque important d'expulsion du matériel, et d'échec de la reconstruction.

- *Les patients*

Les transplants libres osseux vascularisés sont apparus comme procédés séduisants permettant des reconstructions étendues et pluritissulaires (peau, muscle et os), en élargissant le choix des sites donneurs pour adapter la reconstruction à l'exérèse osseuse, et muqueuse. Ces transplants osseux permettent aussi une

réhabilitation dentaire par appareillage ou par mise en place d'implants endo-osseux.
Il s'agit essentiellement d'ostéosarcome avec lyse osseuse, sarcomes d'Ewing, tumeur muco-épidermoïde, sarcomes mandibulaires, améloblastomes. Une irradiation antérieure des voies aérodigestives supérieures a pu être réalisée en raison d'une tumeur de la cavité buccale et entraîner une ostéoradionécrose de la mandibule.
La majorité des pertes de substance mandibulaire était de siège antérieur, nécessitant une résection complète de la symphyse mandibulaire, étendue à une ou aux deux branches horizontales, ou latérales, ou même latérales avec désarticulation. Bien sûr, des pertes de substance muqueuse ou cutanée étaient associées aux pertes de substance osseuses.
Tous les patients ont bénéficié d'un bilan complet avec bilan d'imagerie comportant un panoramique dentaire, un scanner et une IRM à la recherche d'un envahissement médullaire osseux. Un bilan vasculaire a été systématique comportant un doppler cervical et un doppler des membres inférieurs si un transplant de fibula était envisagé.
La série que nous présentons comporte 20 enfants âgés de moins de 15 ans avec une majorité de garçons. Il existait trois cas de sarcome d'Ewing et 17 cas d'ostéosarcome. Le recul est supérieur à dix ans.

- *Technique*

La chirurgie d'exérèse consiste soit en pelvi-mandibulectomie antérieure interruptrice, selon la méthode du pull-through pour préserver la sangle labio-mentonnière, soit en une résection mandibulaire latérale ou subtotale par voie de bucco-pharyngectomie transmandibulaire. Les transplants utilisés ont été la fibula, la crête scapulaire, le transplant antébrachial, la crête iliaque. Les techniques de prélèvement sont décrites dans la littérature. Nous avons toujours prélevé les transplants scapulaires ou fibulaires en décubitus dorsal, même en cas d'association à une palette cutanée, ce qui a permis de travailler en double équipe et d'éviter les difficultés de réinstallation. Cela simplifie la surveillance par l'anesthésiste et surtout donne la meilleure sécurité au malade. Dans la mesure du possible, les

micro-anastomoses vasculaires ont été réalisées systématiquement du côté où la perte de substance mandibulaire était la plus étendue latéralement, de façon à diminuer la distance entre le pédicule du transplant et les vaisseaux cervicaux. Initialement, nous pratiquions les ostéotomies et les ostéosynthèses après les micro-anastomoses. Par la suite, ceci a été réalisé, dans la mesure du possible, au niveau du site donneur. Le cintrage osseux est effectué à partir d'un modèle confectionné avant la mandibulectomie. Il est ainsi possible de débuter la reconstruction avant le transfert du transplant, ce qui a facilité ensuite sa mise en place. Les ostéosynthèses ont généralement été réalisées avec des petites plaques en titane, une ou deux plaques pontant chaque ostéotomie. Quand la denture restante le permet, un blocage bimaxillaire transitoire de 10 jours est mis en place pour obtenir un bon articulé. La reconstruction est guidée par les mesures relevées en préopératoire sur le scanner 3 dimensions, notamment l'angle mandibulaire et la distance entre les deux angles.
En cas de désarticulation et de suppression du condyle, l'extrémité osseuse du transplant est arrondie à la fraise, puis positionnée directement dans l'articulation temporo-mandibulaire. En postopératoire, un traitement par héparine de bas poids moléculaire est réalisé. La perméabilité des anastomoses dans les premiers jours postopératoires est contrôlée par examen doppler le long du bord inférieur de la néo-mandibule et par examen de la palette cutanée du transplant. Une immobilisation par attelle en résine a été systématique pendant huit jours dans tous les cas où une greffe cutanée a été réalisée sur le site donneur (fibula, radius) de façon à favoriser la prise de greffe. Enfin, une rééducation de l'épaule a été débutée au huitième jour après prélèvement d'un transplant scapulaire. La radiothérapie postopératoire est effectuée en cas d'indication, avec des doses supérieures à 60 GY. Les suites opératoires dans les trente jours suivant l'intervention sont étudiées. Les complications locales au-delà de cette période ont été relevées notamment concernant la consolidation osseuse et les reprises opératoires à distance.

- *Résultats*

L'évaluation des résultats morphologiques et fonctionnels est réalisée en consultation dans un délai supérieur à 6 mois et chez des patients indemnes de récidive locale. Les résultats morphologiques ont été évalués de la façon suivante : un résultat excellent correspond à une restitution ad integrum de l'aspect préopératoire ; un bon résultat, à un aspect satisfaisant, mais avec une différence par rapport à l'aspect préopératoire ; un aspect moyen, à des séquelles esthétiques modérées ; un mauvais résultat, à des séquelles morphologiques importantes.

Pour l'appréciation des résultats fonctionnels, ils ont été faits sur le type d'alimentation (normale, mixée, liquide ou alimentation nécessitant le maintien d'une sonde gastrique ou jéjunale). L'élocution et la continence salivaire ont été considérées. Dans les suites opératoires, il n'y a pas eu de décès. Les complications habituelles sont pulmonaires. Nous n'avons pas observé de coagulation intravasculaire disséminée, de décompensation d'ascite, de syndromes septiques généraux.

Pour les complications locales, nous avons observé un cas de nécrose totale du transplant par thrombose des anastomoses, qui a été réopéré avec succès. Des suppurations locales ont été traitées par ablation des séquestres osseux et mise en place de lambeaux myocutanés. Il y a eu aussi des nécroses partielles concernant la palette cutanée avec parfois exposition du matériel. Les abcès cervicaux et les fuites salivaires ont rapidement été résolus par des soins locaux. La canule de trachéotomie a été enlevée avant le 16$^{ème}$ jour. La sonde naso-oesophagienne a été enlevée avant le 25$^{ème}$ jour. La radiothérapie postopératoire, quand elle était indiquée, a toujours été réalisée dans les délais habituels avant le 30$^{ème}$ jour postopératoire en moyenne. La durée d'hospitalisation a été inférieure à 31 jours, et en moyenne de quelques jours seulement. La consolidation osseuse a eu lieu dans les délais habituels en trois mois. Les rares pseudarthroses ont été traitées par reprise opératoire avec mise en place d'une ostéo-mèche permettant la consolidation du montage. Le seul cas d'ostéite avec suppuration persistante a nécessité le curetage, l'ablation des plaques d'ostéosynthèse, et a été suivi de consolidation. La radiothérapie a été bien tolérée. En cas de suppuration cervicale, au décours de ce traitement, après l'ablation secondaire du matériel d'ostéosynthèse (attelle de Péri et fils d'acier), la suppuration s'est tarie et la consolidation osseuse s'est faite dans des délais normaux. L'ostéonécrose du moignon mandibulaire a nécessité l'ablation du matériel d'ostéosynthèse. Dans tous les cas, la consolidation osseuse obtenue dès le troisième mois était achevée lors de l'ablation du matériel.

- *Evaluation morphologique et fonctionnelle à distance*

A distance de l'intervention, des reprises ont été nécessaires pour retouches : reprises de cicatrices, remodelages osseux, amincissements ou réductions de palette cutanée endo-buccale.
Les mauvais résultats morphologiques concernent les pelvi-mandibulectomies antérieures avec bascule antérieure du greffon et béance buccale, et les PSIM (pertes de substance interruptrice mandibulaire) latérales avec un mal positionnement du condyle.
Les résultats moyens concernent les PSIM antérieures présentant une surcorrection et donc une tendance au prognathisme, et surtout les PSIM latérales avec asymétrie entre les deux angles mandibulaires. Les mauvais résultats fonctionnels ont été le fait des importantes exérèses muqueuses linguales avec alimentation par gastrostomie et également certaines reconstructions secondaires.
Les patients ayant subi une désarticulation (résection du condyle) avec mise en place du transplant osseux dans l'ATM (articulation temporo-mandibulaire) n'ont pas présenté de limitation de l'ouverture buccale. Plusieurs patients ont pu bénéficier d'une réhabilitation dentaire avec prothèses amovibles ou avec implants dans les transplants de fibula. Ces prothèses ont donné un bon résultat fonctionnel et morphologique.
Il existe aussi des complications et des séquelles retrouvées au niveau des sites donneurs, tels que retard de cicatrisation au niveau de la zone de prélèvement cutané imposant des soins locaux pendant plusieurs semaines, mais sans séquelle à distance, des hématomes de la zone donneuse scapulaire et des limitations de l'abduction du bras. Egalement, il y a eu, au niveau du prélèvement d'un transplant antébrachial, un défaut de cicatrisation de la greffe, traité médicalement avec succès. Les patients ayant bénéficié d'un transplant de crête iliaque ont

présenté quelques syndromes douloureux de paroi, postopératoires.
A cinq ans, sur le plan carcinologique, le taux de survie est de 70 %. Nous avons observé 20 % d'évolution locale, et une métastase pulmonaire.

- *Discussion*

L'étude des résultats confirme que ce type de reconstruction par transplants osseux vascularisés présente un taux de complications moindre que celui des autres modes de reconstruction (avis partagé par Marc Urken). En particulier, les délais de décanulation, de reprise de déglutition et d'hospitalisation sont moindres que ceux de la chirurgie traditionnelle. La radiothérapie postopératoire a toujours pu être réalisée dans les délais habituels à la troisième semaine. Par contre, la fréquence des abcès cervicaux est probablement liée à la longueur des interventions, souvent plus de 6 heures. Mais, les ostéites sont exceptionnelles confirmant la bonne résistance des transplants osseux vascularisés à l'infection, ce qui rend ces reconstructions particulièrement séduisantes dans le cadre du milieu endobuccal avec sa contamination salivaire.
Concernant la palette cutanée de la fibula, le repérage préopératoire des artères septocutanées par Doppler est utile. Si celles-ci ne sont pas visualisées en peropératoire, il est indispensable de prélever une petite masse musculaire soléaire adjacente. Le transplant de fibula est le seul qui puisse être utilisé dans les pertes de substance osseuse étendues, puisque la longueur que l'on peut prélever est de l'ordre de 25 cm.
Le transplant de crête scapulaire est aisé à mettre en place du fait de l'indépendance spatiale de l'os et des palettes cutanées, mais l'ostéosynthèse avec le moignon mandibulaire est plus délicate du fait de la tranche de section triangulaire de cet os. L'hémostase doit être particulièrement soigneuse au niveau du site donneur, pour éviter les hématomes. La rançon cicatricielle au niveau du site donneur est quasi-nulle et les séquelles fonctionnelles peuvent être évitées grâce à une rééducation précoce. La fiabilité globale des différents transplants utilisés est bonne. Le transplant de baguette de radius revascularisé nous a paru remarquablement

fiable dans ce contexte à condition de l'utiliser au cordeau, sans ostéotomie.
Les résultats morphologiques et fonctionnels grâce aux transplants libres vascularisés ont été bons. L'alimentation était normale ou mixée pour plus de 80 % des patients, ce qui est particulièrement intéressant dans les pertes de substance antérieures, où les autres méthodes de reconstruction donnent des résultats aléatoires. Les résultats morphologiques et fonctionnels les plus probants ont concerné les PSIM symphysaires étendues. Il est alors souhaitable de réaliser la reconstruction en sous-corrigeant, de façon à éviter un prognathisme postopératoire qui nuit à la qualité du résultat morphologique ultérieur.
La bonne qualité des résultats obtenus dans les pertes de substance antérieures ou subtotales incite à proposer la réparation systématique de ce type d'exérèse par les transplants osseux vascularisés, et surtout en première intention.
Il n'en est pas de même pour les pertes de substance latérales où le bénéfice fonctionnel de la reconstruction paraît moins probant. Marc Urken, dans une étude comparative avec des méthodes traditionnelles, souligne l'apport des transplants vascularisés pour les résultats morphologiques. Dans notre expérience, malgré le scanner 3D et la confection d'un modèle pour les reconstructions latérales, le résultat morphologique est difficile, car le repositionnement de l'angle mandibulaire est délicat. En cas d'erreur, la rançon est importante. Le blocage bimaxillaire transitoire est une aide importante, mais n'est pas toujours réalisable.
Enfin, les résultats fonctionnels pour les reconstructions latérales, bien que satisfaisants, sont peu différents de ceux obtenus par les méthodes traditionnelles, voire en l'absence de reconstruction. En cas de désarticulation, il n'existe pas de limitation de l'ouverture buccale.
Concernant le condyle, les différentes études, dont celle de Daniel Hidalgo, concordent. Il n'y a pas lieu de faire des transplantations de condyle. Il vaut mieux ne pas reconstruire le condyle. Il convient de fraiser l'extrémité du transplant pour l'arrondir. A notre avis, il n'y a pas d'indication pour les prothèses de condyle.

Les résultats fonctionnels concernant la déglutition et l'élocution sont liés à la perte de substance muqueuse et musculaire associée, notamment linguale.
Concernant la chronologie de la reconstruction microchirurgicale, l'intérêt des reconstructions d'emblée est majeur. Elles évitent la rétraction tissulaire postopératoire et parfois postradiothérapique.
La possibilité de mise en place d'implants dentaires est un des avantages majeurs des transplants osseux vascularisés et la réhabilitation dentaire est un élément important de succès. La technique de reconstruction dentaire est sûre et durable. Ces implants ostéointégrés apportent une contribution importante pour la mastication. La qualité de l'élocution est améliorée par les reconstructions microchirurgicales. Après ces reconstructions, il existe peu de modifications de la symétrie faciale avec le temps.
La radiothérapie ne retarde pas la consolidation des ostéotomies.

- *Conclusion*

Au total, l'intérêt des reconstructions mandibulaires par transplant osseux vascularisé est certain, sur le plan morphologique et fonctionnel, surtout après résection symphysaire. Les reconstructions immédiates doivent être privilégiées. Le transplant vascularisé de fibula est le transplant de choix dans les pertes de substance osseuses étendues. Il répond à des difficultés de reconstruction jusque-là impossibles à réaliser. Le transplant scapulaire est intéressant, car les palettes cutanées sont d'utilisation aisée et la rançon cicatricielle est faible. Le transplant antébrachial est remarquable par sa fiabilité chez les patients fragiles. Les résultats fonctionnels et morphologiques dépendent davantage des dégâts des tissus mous que des résections osseuses. Les résultats fonctionnels et morphologiques sont durables avec le temps.

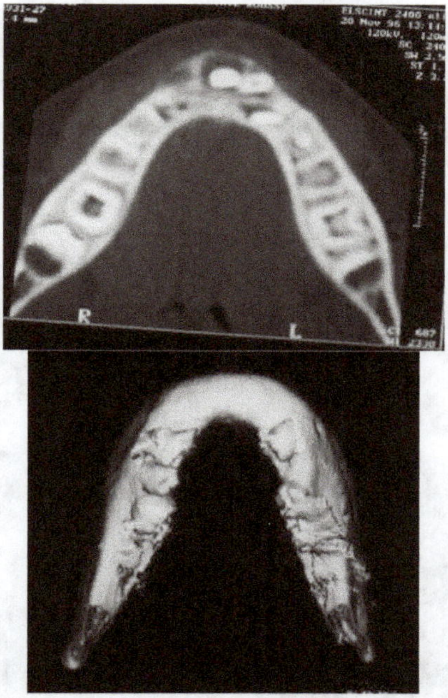


Enfant de 2 ans. Sarcome d'Ewing de la mandibule, portion symphysaire (à gauche). Exérèse carcinologique. Reconstruction par fibula vascularisée. Noter avec le recul l'adaptation du transplant à la morphologie de la mandibule (à droite).

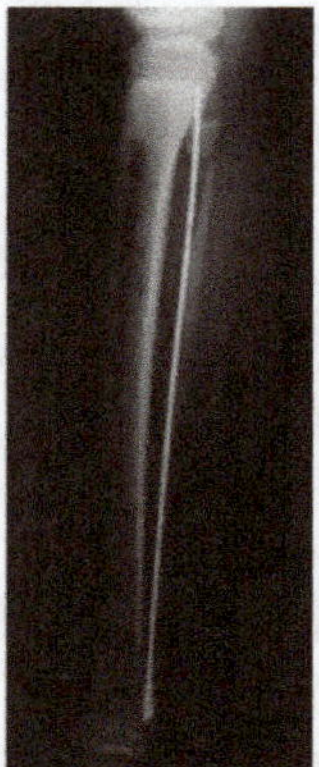

Chez l'enfant, il y a nécessité de reconstruire la fibula par une baguette de tibia homolatérale, pour éviter le valgus de la cheville.

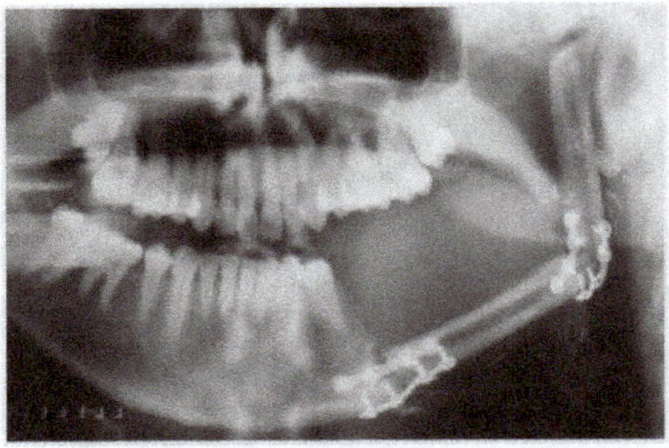

Reconstruction de mandibule chez un enfant après exérèse de sarcome. Noter la reconstruction de l'articulation temporo-mandibulaire. La fibula est placée directement dans la cavité articulaire.

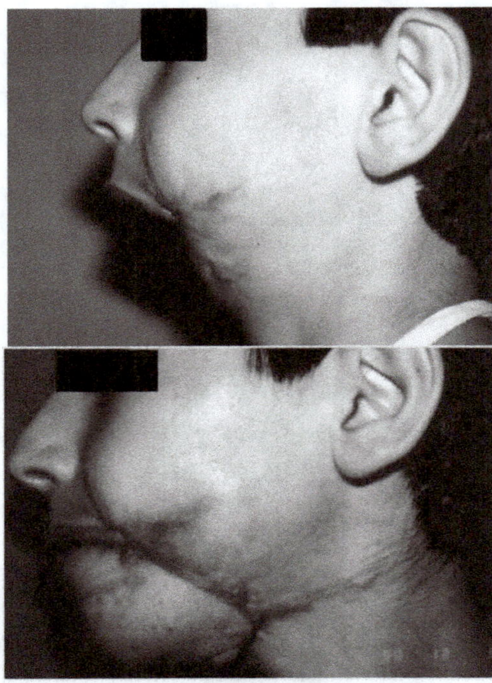

Sarcome de la mandibule chez l'enfant. Aspect avant reconstruction, puis, secondairement, reconstruction par transplant vascularisé de fibula associé à une grande palette de peau.

Références bibliographiques :

Cordeiro P. G., Disa J. J., Hidalgo D. A. & Hu Q. Y., « Reconstruction of the mandible with osseous free flaps. A 10 year experience with 150 consecutive patients. », in *Plast. Reconstr. Surg.,* 1999 ; 104 :1314.

Germain M. A., Dubousset J., Mascard E., Missenard G. & Kalifa C., « Reconstruction des os longs des membres chez l'enfant par transplant libre vascularisé du péroné après résection pour sarcome. », in *Bull. Acad. Natle Méd.*, 1995 ; 179, 1 : 147-157.

Hidalgo D. A., « Fibula free flap : a new method of mandible reconstruction », in *Plast. Reconstr. Surg.,* 1989 ; 84 : 71-9.

Hidalgo D. A., « Aesthetic improvement in free flap mandible reconstruction. », in *Plast. Reconstr. Surg*., 1991; 88 : 574-87.

Hidalgo D. A. & Pusic A. L., « Free flap mandibular reconstruction : a 10 year follow-up study », in *Plast. Reconstr. Surg*., 2002 ; 110 : 438-449.

Julieron M., Germain M. A., Schwaab G., Margainaud J. P., Salvan D., Marandas P. et al., « Apport des lambeaux libres osseux dans la réhabilitation esthétique et fonctionnelle après mandibulectomie interruptrice. A propos de 38 cas. », in *Ann. Otolaryngol. Chir. cervicofac*., 1996 ; 113 : 353-358.

Julieron M., Germain M. A., Marandas P., Salvan D., Leridant A. M., Desruennes E. et al., « Reconstruction mandibulaire par transplant libre osseux », in *SFORL*, 1994 ; 43 (5) : 311-319.

Urken M. L., Buchbinder D., Weinberg H. et al., « Functional evaluation following microvascular oromandibular reconstruction of the oral cancer patient : a comparative study of reconstructed and non reconstructed patients. », in *Laryngoscope*, 1991; 101 : 935-50.

# Signes cliniques d'un sarcome d'Ewing maxillaire

par

Dr. Xavier Riaud

Il est rare. Il concerne principalement les régions postérieures de la mandibule. Il est caractérisé par une ostéolyse perméative, mitée, type IC de Lodwick. Il n'y a pas d'ostéogenèse, pas de calcification dans les parties molles.
A la tomodensitométrie et à l'IRM, on constate une ostéolyse mal limitée, une rupture de la corticale. La réaction périostée est peu fréquente. Les parties molles sont envahies par une tumeur peu ou pas calcifiée. La tumeur s'étend locorégionalement, particulièrement dans les régions profondes de la face (localisation maxillaire).
Douleur et tuméfaction sont rencontrées en premier lieu. Lorsque cette tumeur affecte la mâchoire, on la retrouve plus souvent à la mandibule qu'au maxillaire. La paresthésie et la mobilité dentaire sont des symptômes fréquemment observés lorsque cette tumeur affecte la mâchoire. Au niveau radiologique, on peut noter une lésion radiotranslucide avec des contours mal définis résultant de la destruction osseuse. L'expansion et la destruction des corticales osseuses peuvent être observées dans certains cas. L'os peut prendre l'allure de « pelure d'oignon », ce qui est très caractéristique du sarcome d'Ewing. Même si la radiographie conventionnelle est souvent utilisée pour les observations initiales, la tomographie informatisée est l'instrument de choix pour bien évaluer l'étendue de cette lésion.

<u>Références bibliographiques</u> :

Haddar S., Suissi B., Guermazi Y., Daoued E., Ben Mahfoudh K. H., Karray F., Abdelmoula M. & Mnif J., « Sarcomes de

maxillaires – A propose de 14 cas », power point en ligne, in *pe.sfrnet.org*, sans date.
www.specialisteschirurgie.ca, *Sarcome d'Ewing*, 2014.

## Histologie – Cellules souches

par

Pr. Patrick Barbet[2]

Sur un plan histologique, les pièces osseuses du squelette (les « os ») sont constituées d'un assemblage comportant principalement du tissu osseux minéralisé et du tissu conjonctif vascularisé. Le tissu osseux proprement dit comporte des cellules appelées ostéocytes et une matrice minéralisée lamellaire, riche en fibres de collagène et en sels minéraux (essentiellement sous forme de cristaux d'hydroxyapatite). Le type d'organisation permet de distinguer l'os compact (Figure 1) constituant notamment les corticales diaphysaires et l'os spongieux constituant la partie centrale des épiphyses des os longs ou la partie centrale des corps vertébraux.
Chez l'enfant comme chez l'adulte, le tissu osseux minéralisé est en équilibre entre des phénomènes de destruction et de construction, « remodelage osseux permanent » permettant notamment l'adaptation de la microarchitecture osseuse aux contraintes mécaniques qui s'exercent sur les pièces osseuses. Les ostéoclastes sont des cellules conjonctives plurinucléées responsables des capacités de résorption de la matrice osseuse. Les ostéoblastes sont des cellules conjonctives mononuclées situées en périphérie du tissu osseux minéralisé. Dérivant de cellules souches mésenchymateuses (CSM), les ostéoblastes sont capables de construire du tissu osseux, en élaborant la phase organique de la matrice osseuse et en participant à sa minéralisation. Certains d'entre eux se transforment ainsi en

---

[2] Hôpital Necker-Enfants malades-Paris, Département d'Anatomopathologie.

ostéocytes, totalement entourés de matrice osseuse et situés au cœur des lamelles osseuses minéralisées (Figure 2).

Les principales formes histologiques des sarcomes osseux de l'enfant sont les ostéosarcomes et les sarcomes d'Ewing.

- Les ostéosarcomes

Ils sont exceptionnels avant l'âge de 5 ans et surviennent dans près de 50 % des cas entre l'âge de 10 et 20 ans. Ils correspondent, par définition, à des tumeurs de haut grade dont la composante ostéoblastique produit de l'os tumoral, au moins de façon focale (Figure 3). La tumeur se développe habituellement au niveau de la métaphyse des os longs, le plus souvent au niveau de la partie distale du fémur ou de la partie proximale du tibia. En dehors même d'éventuelles métastases pulmonaires, de petits foyers tumoraux existent séparément de la tumeur principale dans près de 20 % des cas (« *skip metastases* » des Anglo-Saxons). Histologiquement, la prolifération tumorale peut être ostéoblastique, chondroblastique ou fibroblastique. Dans pratiquement tous les cas, sont observés un pléiomorphisme cellulaire, des noyaux hyperchromatiques avec des noyaux volumineux, des mitoses typiques ou atypiques. Des remaniements et des zones de nécrose sont également présents dans près de 70 % des cas.

- Le sarcome d'Ewing

Il survient dans 90 % des cas entre l'âge de 5 et 30 ans, avec un pic de fréquence entre 10 et 15 ans. Tumeur maligne primitive des os, il correspond à une forme peu différenciée de tumeur neurectodermique primitive (« *PNET* » des Anglo-Saxons). La tumeur survient le plus souvent au niveau des os du bassin ou au niveau de la région métaphyso-diaphysaire d'os longs comme le fémur, et l'humérus, ou encore au niveau de la scapula. Des métastases précoces sont présentes dans environ 15 à 25 % des cas. Le diagnostic histologique repose sur la mise en évidence d'une prolifération richement cellulaire, avec un stroma peu abondant. L'architecture est le plus souvent compacte, diffuse avec l'aspect évocateur d'une prolifération biphasique associant des cellules claires et des cellules sombres (Figure 4). Les cellules claires sont les plus caractéristiques, petites (d'un diamètre moyen de l'ordre de 15 µm) avec un noyau arrondi

régulier parfois indenté et un cytoplasme peu abondant. Les cellules sombres correspondraient à un aspect involutif. La mise en évidence d'un immunomarquage membranaire pour le CD99 est un élément essentiel du diagnostic histologique, témoignant d'une anomalie génétique qui doit être recherchée systématiquement par des analyses moléculaires (typiquement translocation chromosomique (11 ; 22) (q24 ; q12) ou variants conduisant dans près de 95 % des cas à la production d'un gène de fusion appelé EWS-FLI1).
L'examen anatomopathologique des pièces opératoires d'exérèse après chimiothérapie précise l'extension anatomique (Figure 5) ainsi que le pourcentage de cellules tumorales viables au sein de la tumeur (Figure 6), permettant ainsi de préciser si le sujet est bon ou mauvais répondeur à la chimiothérapie.

- Les cellules souches osseuses

C'est à propos des possibilités de reconstruction qui accompagnent cette chirurgie d'exérèse que le développement des connaissances concernant les cellules souches osseuses et les biomatériaux ouvre de nombreuses perspectives, compte tenu des limites et des complications qui existent encore avec les autogreffes actuelles. L'enjeu est de produire des fragments d'os synthétique ou hybrides (incluant des cellules souches) dotés de propriétés biologiques et mécaniques suffisantes pour pouvoir, une fois implantés, assurer une parfaite reconstruction osseuse.

*Les cellules souches mésenchymateuses (CSM) :*
A l'origine des ostéoblastes, elles se trouvent physiologiquement dans l'os au niveau du périoste, du tissu conjonctif des canaux de Havers ainsi que de la moelle osseuse. Par définition, les CSM (décrites par Friedenstein, Chailakhjan et Lalykina en 1970) sont des cellules souches adultes multipotentes capables de s'auto-renouveler et de se différencier en au moins un type cellulaire hautement différencié. Il est dès lors possible d'en prélever chez un patient, de les mettre en culture (Figure 7) et d'en orienter la différenciation vers des ostéoblastes plutôt que vers d'autres sous-types cellulaires (Figure 8). Le prélèvement peut être fait soit directement au niveau de la moelle osseuse du patient, soit dans d'autres territoires d'accès plus simple comme par exemple

le tissu adipeux. Plusieurs études ont déjà montré la possibilité et l'efficacité d'effectuer ainsi des greffes autologues d'ostéoblastes, par exemple en vue de favoriser la reconstruction d'un foyer fracturaire. Si nécessaire (notamment chez des patients âgés dont la capacité proliférative des CSM serait restreinte), une alternative aux CSM pourrait être d'utiliser des fibroblastes reprogrammés en cellules souches induites (iPS : induced Pluripotent Stem cells). L'utilisation de cellules dérivées de cellules progénitrices endothéliales circulantes (EPC), accessibles par une simple prise de sang, est également possible.

*La matrice extracellulaire*
Elle joue également un rôle déterminant dans les mécanismes d'ossification, raison pour laquelle de très nombreuses équipes travaillent au développement de biomatériaux innovants dans lesquels les CSM pourraient survivre et se différencier après transplantation, malgré l'absence temporaire de vaisseaux sanguins. Le but est d'assurer la néoformation de tissu osseux en surface du greffon, la matrice utilisée ayant vocation à se résorber par la suite parallèlement à la néoformation osseuse. Depuis plusieurs années, différents types de biomatériaux sont étudiés expérimentalement, d'origine naturelle (os bovin céramisé, exosquelette du corail) ou synthétique. Les pistes sont variées, car la matrice idéale doit répondre à de nombreuses contraintes : être à la fois souple et résistante, mais aussi suffisamment poreuse pour pouvoir être colonisée par les CSM et permettre leur différenciation en ostéoblastes. Dans cette optique, différentes équipes associent d'ailleurs à la matrice (verre, plastique, ciment aéré, polymères fibreux ou autres) des substances (facteurs de croissance et de différenciation, comme certaines protéines de la matrice extra-cellulaire) dont la présence ou même la libération progressive favoriseraient localement l'adhésion des CSM à la matrice ainsi que leur différenciation ultérieure. La tolérance du greffon est également importante et l'on peut souligner le fait que les CSM auraient par elles-mêmes une action anti-inflammatoire locale de type paracrine. La matrice idéale doit également être capable de se résorber de façon concomitante à la néoformation osseuse. Enfin, l'une des difficultés tient à la néovascularisation de l'implant (et

notamment de sa partie centrale) que plusieurs équipes tentent de favoriser en y associant des facteurs angiogénétiques.

*Plusieurs essais thérapeutiques* ont d'ores et déjà été réalisés en pathologie humaine, à la suite de Kaigler et al. en 2013, dans le domaine de la chirurgie maxillo-faciale. Ces dernières années, le développement parallèle des techniques de modélisation avec impression de matrices grâce à des imprimantes 3D permet même d'envisager la prochaine réalisation de greffons « sur mesure », particulièrement adaptés à la perspective de reconstructions après chirurgie d'exérèse pour les sarcomes osseux de l'enfant.

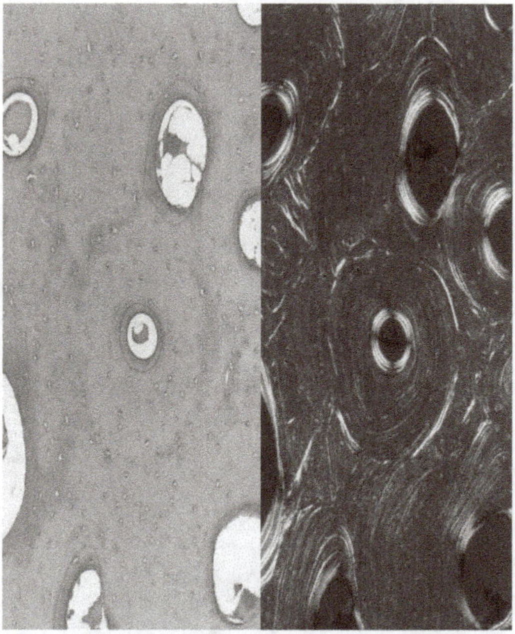

Figure 1 – Aspect histologique d'un os compact au niveau d'une corticale osseuse, en lumière blanche et en lumière polarisée. Les ostéones comportent des lamelles osseuses à petit rayon de courbure, dont la biréfringence en lumière polarisée est liée à l'organisation tridimensionnelle régulière et complexe des fibres de collagène de la matrice minéralisée, © Patrick Barbet.

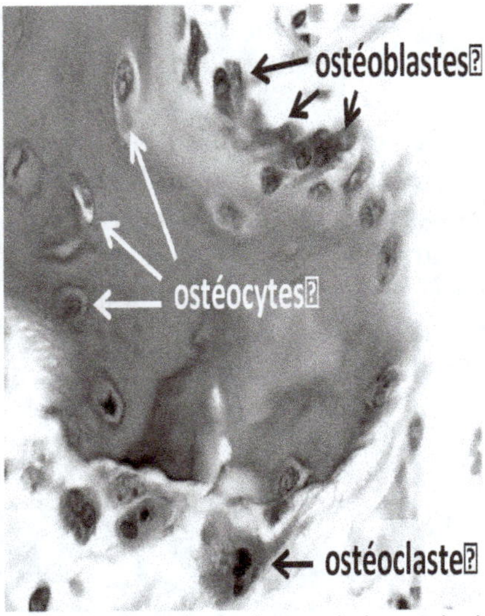

Figure 2 – Aspect histologique des trois populations principales de cellules osseuses. Les ostéoblastes forment une bordure périphérique des travées osseuses tandis que les ostéocytes sont situés dans l'épaisseur de ces travées et sont donc totalement entourés de matrice minéralisée, © Patrick Barbet.

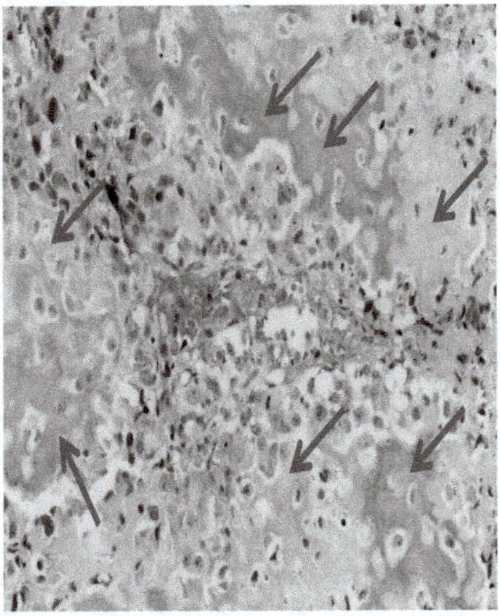
Figure 3 – Prolifération ostéoblastique avec formation de matrice osseuse (flèches) dans un ostéosarcome. Biopsie initiale diagnostique, © Patrick Barbet.

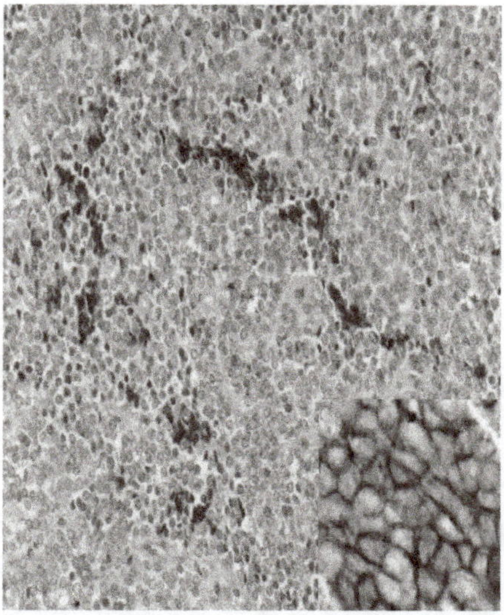

Figure 4 – Prolifération d'aspect biphasique de petites cellules rondes dans un sarcome d'Ewing avec, en encart, l'immunoréactivité membranaire caractéristique pour le CD99. Biopsie initiale diagnostique, © Patrick Barbet.

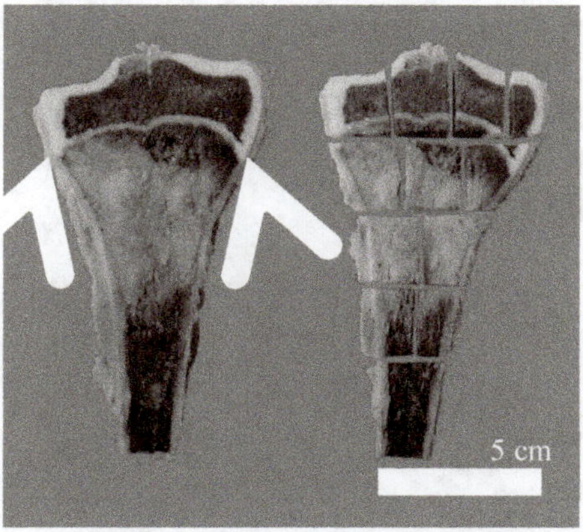


Figure 5 – Coupe longitudinale de la partie proximale de tibia. Le sarcome osseux ne dépasse pas le cartilage de croissance. La tumeur diaphysaire n'envahit pas l'épiphyse. Les flèches indiquent la zone du cartilage de conjugaison. Après examen, l'ensemble d'une tranche de section est préparé pour l'histologie afin de permettre une corrélation précise avec la macroscopie, © Patrick Barbet.

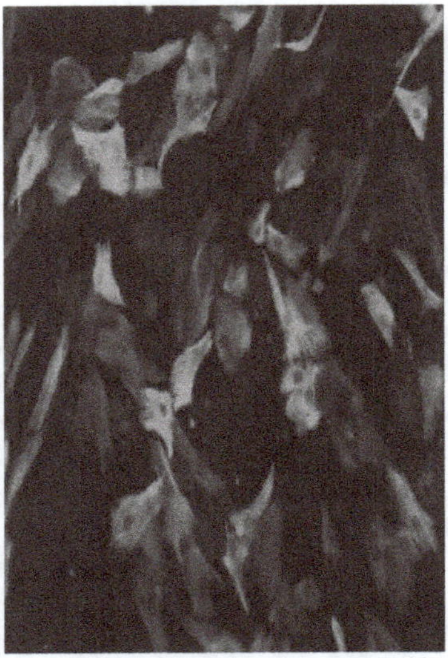

Figure 6 – culture de cellules mononucléées en prolifération (cliché dû à l'obligeance du Dr. Vincent Mouly), © Patrick Barbet.

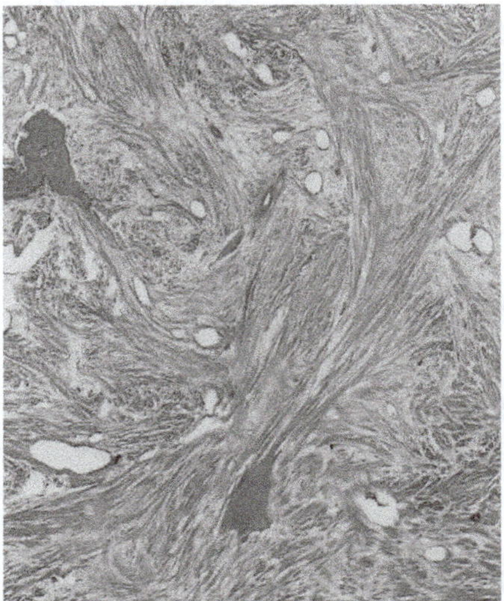

Figure 7 – Aspect histologique d'un ostéosarcome chez une enfant de 9 ans bon répondeur à la chimiothérapie. La tumeur est ici remplacée par un tissu fibreux totalement dépourvu de cellules tumorales viables résiduelles, © Patrick Barbet.

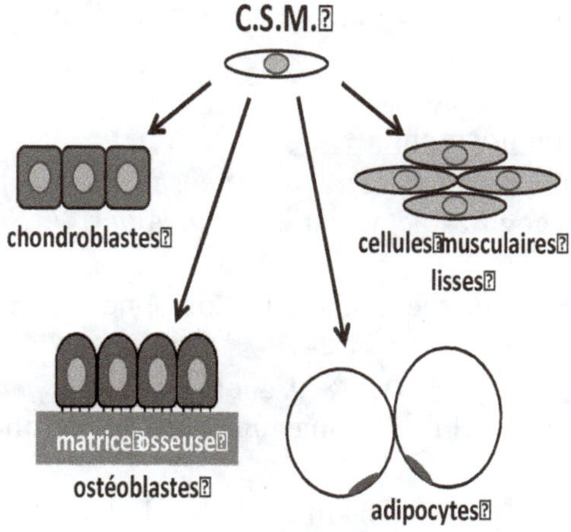


Figure 8 – Schéma des possibilités de différenciation des CSM, © Patrick Barbet.

*Remarques de Michel Germain* :
Il existe, en France, de nombreux laboratoires capables d'isoler les cellules souches. Il est possible que, dans le futur, on associe le transplant de fibula vascularisée avec des cellules souches ostéoformatrices. Les cellules souches mésenchymateuses ont été décrites par Friedenstein, Chailakhjan et Lalykina en 1970. En 1980, Evans Martin a à nouveau attiré l'attention sur les cellules souches. En 1981, il a redécouvert les cellules souches embryonnaires dans l'embryon de souris. Il a obtenu le prix Nobel de physiologie et de médecine en 2006, pour ses travaux sur la question. En 2006, Yamaka, prix Nobel de médecine en 2012, démontre qu'on peut fabriquer des cellules souches induites. Il a montré comment évoluent ces cellules en culture. Plus on remonte tôt dans l'embryogenèse, plus les cellules ont des potentialités importantes. En particulier, plus elles sont précurseurs, plus elles ont un potentiel large. Le développement des connaissances sur les cellules souches s'est fait à propos des possibilités de reconstruction accompagnant la chirurgie d'exérèse. Pour les guider, il est indispensable d'associer des guides : la matrice. L'inconvénient est probablement le délai de consolidation. L'origine des cellules souches : la graisse,

particulièrement sous-cutanée, abdominale, le derme, la moelle osseuse. Il y a aussi la place pour le transplant vascularisé de périoste, qui préserve l'os.

Références bibliographiques :

Dahlin D. C. & Unni K. K., « Osteosarcoma of bone and its important recognizable varieties », in *Amer. J. Surg. Pathol.*, 1977 ; 1 : 61-72.

Ewing J., « Diffuse endothelioma of bone. », in *Proc. N. Y. Pathol. Soc.*, 1921 ; 21 : 17-24.

Forest M., Tomeno B. & Vanel D., *Orthopedic Surgical Pathology*, Churchill Livingstone (ed.), Edinburgh, 1988, 795 pp.

Friedenstein A. J., Chailakhjan R. K., Lalykina K. S., « The development of fibroblast colonies in monolayer cultures of guinea-pig bone matrix and spleen cells », in *Cell Tissue Kinet,* 1970 ; 3 : 393-403.

Frost H. M., *Bone remodeling dynamics*, Charles C Thomas (ed.), Springfield, 1963, 175 pp.

Kaigler D., Pagni G., Park C. H., Braun T. M., Holman L. A., Yi E., Tarle S. A., Bartel R. L. & Giannobile W. V., « Stem cell therapy for craniofacial bone regeneration: a randomized, controlled feasibility trial. », in *Cell Transplant,* 2013; 22 : 767-777.

Rozen N., Bick T., Bajako A., Shamian B., Schrift-Tzadok M., Gabet Y., Yayon A., Bab I., Soudry M. & Lewinson D., « Transplanted blood-derived endothelial progenitor cells (EPC) enhance bridging of sheep tibia critical size defects. », in *Bone,* 2009 ; 45 : 918-924.

Takahashi K., Tanabe K., Ohnuki M., Narita M., Ichisaka T., Tomoda K. & Yamanaka S., « Induction of pluripotent stem cells from adult human fibroblasts by defined factors. », in *Cell,* 2007 ; 131 : 861-872.

Wolff J., *Das Gesetz der Transformation der Knochen*. August Hirschwald (ed.), Berlin, 1892, 300 pp.

## Confrontations multidisciplinaires

*- La confrontation multidisciplinaire est fondamentale*

Elle comporte la réunion multidisciplinaire d'oncologues, chirurgiens, anesthésistes, biologistes, radiologues, radiothérapeutes, anatomopathologistes et généticiens expérimentés. La consultation multidisciplinaire est obligatoire. Elle est prévue dans le « plan cancer ». Cette consultation pluridisciplinaire est coûteuse, mais elle est prise en charge dans le budget de l'hôpital. La fréquence des sarcomes osseux est estimée à 4,8 par million de nouveaux cas chaque année chez les enfants en dessous de 20 ans, aux Etats-Unis. L'ostéosarcome est plus fréquent chez le garçon et chez les Africains. En dessous de 5 ans, les enfants sont rarement atteints. Mais, après 5 ans, l'incidence augmente avec un pic à l'âge de 15 ans. Chez les adolescents de sexe féminin, ce pic survient à un âge plus jeune : 13 ans. Cela correspond à l'âge de la plus grande croissance osseuse. Le sarcome d'Ewing est le second sarcome osseux chez l'enfant après l'ostéosarcome : 2,9 par million de nouveaux cas chaque année chez les enfants de moins de 20 ans aux Etats-Unis. Il atteint plus les garçons que les filles et son incidence est 9 fois plus grande chez les Caucasiens que chez les Africains. La douleur est le signe majeur et constant.

*- Quel est le rôle de chacun ?*

Habituellement, l'enfant consulte le médecin généraliste ou le médecin du sport pour une douleur d'un membre. Celui-ci prescrit la radiographie du membre. La radiographie doit être faite dans les deux plans. Elle est suivie de l'IRM. Un chapitre est consacré à ces examens. Le scanner peut être utile, car les structures osseuses sont mieux précisées avec cet examen. L'étape suivante est le chirurgien. Après l'imagerie, la biopsie est obligatoire, indispensable. Il faut préciser que les lésions bénignes comme les kystes osseux sont rarement symptomatiques, bien que certains kystes osseux puissent être très douloureux avec tuméfaction. Le traitement adéquat des sarcomes osseux comporte une chimiothérapie première, suivie d'une résection carcinologique large et d'une reconstruction, et à nouveau une chimiothérapie, basée sur le résultat de l'examen de la pièce opératoire. La conservation des membres dans le traitement des sarcomes osseux est une règle. Aussi, le diagnostic nécessite l'avis de consultants expérimentés. Plusieurs facteurs (âge, sexe, circonstances, etc.) peuvent contribuer au diagnostic, mais certaines localisations peuvent comporter des difficultés.

Certaines lésions bénignes peuvent avoir l'apparence de sarcomes osseux. Les radiographies seules sont insuffisantes pour avoir la véritable nature de toutes les lésions. L'IRM avec contraste doit être réalisée dans les lésions symptomatiques.

L'augmentation de la douleur, ou même sa persistance, sans antécédent de traumatisme, depuis plus de dix jours, devrait justifier les examens d'imagerie. S'il existe la moindre suspicion de malignité, une biopsie est obligatoire pour établir la vraie nature de la lésion avant de réaliser l'exérèse. Il existe souvent une différence entre le diagnostic radiologique et le diagnostic histologique. Plusieurs paramètres doivent être analysés : sexe, âge, côté, type et durée des signes, diagnostic évoqué, biopsie avant la chirurgie, la technique opératoire, les récidives, la localisation de la lésion, le premier diagnostic radiologique documenté, la classification d'Enneking. Lorsque le diagnostic est posé, vont intervenir les avis du chimiothérapeute, du radiothérapeute, de l'anesthésiste (il s'agit d'enfants) et du chirurgien. Pour le traitement des sarcomes osseux, une chimiothérapie est généralement proposée et évaluée selon le type histologique. Puis, après un intervalle de temps dépendant du type de chimiothérapie, la chirurgie est proposée. Elle comporte une exérèse carcinologique, avec une reconstruction.

Selon le résultat de l'exérèse, une nouvelle chimiothérapie est réalisée. Le sarcome d'Ewing est radiosensible et une radiothérapie complémentaire est souvent projetée. L'avis du généticien est souvent demandé, pour donner un diagnostic précis, et rechercher des facteurs de risque.

Les confrontations multidisciplinaires sont fondamentales pour donner les meilleures chances de survie à l'enfant. D'autres avis sont également utiles, en particulier celui du chirurgien thoracique en cas de métastases pulmonaires. Un autre avantage de l'approche multidisciplinaire est de donner aux patients ayant un haut grade de sarcome, la possibilité de participer à un protocole thérapeutique.

Références bibliographiques

Enneking W. F., « A system of staging musculoskeletal neoplasms. », in *Clin. Orthop. Relat. Res.,* 1986 ; 204 : 9-24.
Marsh E., Egan H., Cave R., Long J. et al., « Impact of whoops procedure on outcome of primary osteosarcoma. », in *J. Bone Joint Surg. Br*., 2011 ; 93-B 316-a.
Porpiglia A. S. & Farmaz J. M., *New trends in the treatment of sarcoma*, Sugical clinics of North America, October 2016.
Weger C., Frings A., Friesenbichler J. et al., « Osteolytic lesions of the calcaneus : results from a multicentre study. », in *Int. Orthop.,* 2013 ; 37, 9 : 1851-1856.

## Cas célèbres

par

Dr. Xavier Riaud

Né à Cannes en 1956, Yann Collette, célèbre acteur au visage très marqué, est atteint d'un sarcome à l'âge de 16 ans qui lui coûte son œil gauche. Ses études scolaires sont *« joyeusement interrompues par l'arrivée inopinée d'un sarcome de l'œil gauche »*. Condamné par la médecine, il se bat et se lance à corps perdu dans le théâtre. Après un bref passage au Cours Simon, il cofonde le théâtre du Chapeau rouge avec Catherine Frot notamment. C'est Georges Lautner qui lui offre son premier grand rôle, celui d'une gueule cassée de la Première Guerre mondiale qui donne la réplique à Patrick Bruel dans *La maison assassinée* (1988). Depuis, il apparaît régulièrement dans les films et séries TV, son visage particulier ne manquant pas d'attirer l'attention. Mais, valeur sûre du théâtre français, il s'attaque régulièrement aux grands classiques. Aujourd'hui, il a 62 ans.

En mai 2014, une émission TV *« Les Diables au cœur »* retransmet un reportage sur Stijn Umans. Stijn est un passionné de football qui suit assidûment l'équipe belge, « les diables rouges » comme on les surnomme. Stijn a une particularité : il est atteint d'un sarcome d'Ewing. Il sait qu'il va mourir. Pour cela, il décide de refuser tout nouveau traitement et de suivre son équipe favorite au Brésil, lors de la coupe du monde de football 2014. Stijn est mort l'année suivante, le vendredi 19 juin 2015. Son reportage avait ému la Belgique tout entière. Il avait 31 ans.

## Conclusion

La conservation des membres est devenue la règle en chirurgie carcinologique des sarcomes des os des enfants. Grâce à la chimiothérapie et à la radiothérapie, la taille du sarcome se limite. Toutes les techniques de reconstruction doivent être connues par les chirurgiens pour traiter ces enfants.
Le choix final du traitement dépend des caractéristiques du cancer, des possibilités techniques, de l'environnement. Le transplant de fibula autologue vascularisée est une solution biologique. Le résultat est définitif. Les enfants reprennent une vie normale. C'est la technique que nous avons essentiellement utilisée et développée.
Les décisions doivent être prises en comité : médecins oncologues, radiologues, chirurgiens, anesthésistes, chimiothérapeutes, anatomopathologistes, généticiens, etc. Toujours en accord avec les familles.
Cependant, d'autres stratégies existent. Le futur est peut-être dans les cellules souches : cellules souches ostéoformatrices avec une matrice pour les guider.
Il faut aussi envisager les transplants vascularisés de périoste et les reconstructions en 3D. La recherche est forte dans ce domaine. L'esprit critique et créatif des chirurgiens nous fera progresser. Indéniablement…

## Remerciements

Une grande dette de gratitude me lie à tous ceux qui m'ont aidé dans mes efforts. La liste de celles et de ceux qui m'ont accompagné, et aidé au fil de la préparation de cet ouvrage est trop longue pour être citée dans son intégralité. Je souhaite néanmoins nommer les plus proches :

- Mon épouse Anne, médecin ORL, qui m'a prodigué tous ses encouragements. Elle m'a donné de son temps et surtout m'a supporté tout ce temps. Elle m'a soutenu par son écoute, son dynamisme et sa joie de vivre ;
- M. Jérôme Van Wijland, directeur de la bibliothèque de l'Académie nationale de médecine (ANM) ;
- M. Damien Blanchard, Fonds anciens, ANM ;
- Le professeur Jean Dubousset, chirurgien des hôpitaux de Paris, membre de l'Académie nationale de médecine et de l'Académie nationale de chirurgie, qui m'a confié ses articles et ses photographies avec le but de laisser une trace de ses travaux sur les sarcomes des os des membres ;
- Le professeur Dominique Poitout, professeur d'orthopédie, membre de l'Académie nationale de médecine et de l'Académie nationale de chirurgie, qui a bien voulu préfacer ce livre ;
- Le professeur Georges Casanova, chirurgien orthopédiste, professeur du Val-de-Grâce, membre de l'Académie nationale de chirurgie, qui a accepté de préfacer cet ouvrage ;
- Le professeur Patrick Barbet, anatomopathologiste à l'hôpital Necker des Enfants malades qui a bien voulu écrire le chapitre sur les cellules souches ;
- Le professeur André Laurent Parodi qui a revu le chapitre d'anatomie comparée ;
- Le docteur Gérard Morvan qui a corrigé le chapitre IRM ;

- Le professeur Patrice Le Floch-Prigent qui a bien voulu corriger mon texte ;
- Mme Lydie Lieffroy (ANM) qui m'a aidé pour les bibliographies ;
- Mme Léa Latchan, secrétariat, ANM ;
- Tout particulièrement, je remercie le Docteur Xavier Riaud, directeur de la collection Médecine à travers les siècles aux Editions L'Harmattan, membre de l'Académie nationale de chirurgie dentaire et membre de l'Académie nationale de chirurgie, pour son aide efficace, son travail de mise en page et ses corrections qui me sont inestimables ;
- Les Editions L'Harmattan. En acceptant mon livre, en lui donnant le soutien de sa puissante réputation, la célèbre maison, honneur de l'édition française, démontre avoir su préserver les plus belles traditions, le sens des responsabilités et la diffusion de la vérité.

## Table des matières

## Santé et Médecine

## aux éditions L'Harmattan

*Dernières parutions*

**RAISON PERDUE...?**
**L'Illusion psychiatrique**
*Avec la collaboration de Jean-Jacques Ritz*
Le système psychiatrique se détériore au point, qu'après les psychologues et les philosophes, ce sont les praticiens qui s'inquiètent. Établir un bilan et amorcer une reconsidération de l'ensemble du problème s'impose aux auteurs afin d'annoncer un débat nécessaire, qui n'a guère progressé ces dernières années.
*(17.50 euros, 162 p.)*
*ISBN : 978-2-343-13276-1, ISBN EBOOK : 978-2-14-005229-3*

**CHIRURGIE DE L'OBÉSITÉ ET DIÉTÉTIQUE**
**Une spécialiste répond à vos questions**
*Bonnemaison Julia*
Ce guide nutritionnel simple et concret permet de tout savoir sur la diététique avant et après une opération de chirurgie de l'obésité. Ce livre propose des recettes simples, des témoignages de patients et l'expérience indispensable d'une spécialiste.
*(Coll. Ethique et pratique médicale, 12.00 euros, 88 p.)*
*ISBN : 978-2-343-13390-4, ISBN EBOOK : 978-2-14-005155-5*

**LA MÉDECINE FORMATÉE**
**Médecins et malades face aux nouvelles technologies**
*Lacroix Jacques-Michel - Préface d'Alain de Benoist*
Les nouvelles technologies vont profondément modifier la manière de soigner et d'envisager la santé. Le transhumanisme, l'uberisation de la médecine, la GPA, autant de mutations importantes qui viennent modifier les pratiques médicales. L'auteur s'interroge sur les réponses des médecins face à ces changements pour préserver leurs intérêts et ceux de leurs patients, sur la possibilité de conserver une relation médecin-malade harmonieuse sans être contraint de suivre les normes de ceux qui veulent profiter du marché de la santé.
*(Coll. Ethique et pratique médicale, 16.50 euros, 150 p.)*
*ISBN : 978-2-343-13220-4, ISBN EBOOK : 978-2-14-004993-4*

**NUMERUS CLAUSUS**
**De la maltraitance des carabins au naufrage de la médecine générale**
*Sèle Bernard – Préface du professeur Didier Sicard*
Cet ouvrage dénonce l'existence du «numerus clausus» qui clôture la première année de médecine et de la maltraitance de milliers d'étudiants qui en découle.

Gigantesque bizutage institutionnel, l'auteur le perçoit comme une machine à produire de l'échec et le rend responsable de l'apparition de déserts médicaux. Il propose un changement radical du cursus de formation des professionnels de santé en abrogeant cette méthode de sélection et apporte de nombreuses pistes de réflexion.
*(Coll. Ethique et pratique médicale, 11.50 euros, 80 p.)*
*ISBN : 978-2-343-13066-8, ISBN EBOOK : 978-2-14-004944-6*

**GROSSESSE ET ALCOOL**
**Représentations et appropriations d'une priorité de santé**
*Sous la direction de Florence Douguet et Thierry Fillaut*
L'intérêt porté depuis le début des années 2000 à la question de la consommation d'alcool des femmes enceintes, ou souhaitant le devenir, mérite qu'on s'y arrête. Ces textes interrogent le processus par lequel un problème de santé scientifiquement démontré (rôle tératogène de l'alcool pour le fœtus) devient une priorité de santé pour les politiques et les soignants de premiers recours.
*(Coll. Logiques sociales, 27.00 euros, 274 p.)*
*ISBN : 978-2-343-13287-7, ISBN EBOOK : 978-2-14-005017-6*

**JÉRÔME FRACASTOR (1478-1553)**
**De la nature des choses à la nature des germes**
*Teyssou Roger*
Pour le médecin et humaniste Jérôme Fracastor, la maladie infectieuse naissait et se propageait d'organisme en organisme par l'intermédiaire de minuscules semences vivantes, vecteurs spécifiques des maladies épidémiques. Son message novateur ne fut pas entendu. Il fallut plus de trois siècles pour que les médecins le comprennent...
*(Coll. Acteurs de la Science, 15.00 euros, 136 p.)*
*ISBN : 978-2-343-13451-2, ISBN EBOOK : 978-2-14-005150-0*

**LA THÉRAPEUTIQUE DE FRACASTOR**
**Lexique des médicaments**
*Teyssou Roger*
Voici l'armoire à pharmacie de Jérôme Fracastor. Sous forme d'un index, toutes les substances médicamenteuses utilisées par le médecin et leur usage thérapeutique sont répertoriés dans cet ouvrage. Ce lexique est le complément de l'ouvrage *Jérôme Fracastor (1478-1553) – De la nature des choses* à la nature des germes.
*(Coll. Acteurs de la Science, 20.50 euros, 206 p.)*
*ISBN : 978-2-343-13452-9, ISBN EBOOK : 978-2-14-005151-7*

**CARTOGRAPHIES CORPORELLES, CONFLITS DE TEMPORALITÉ ET CONTINUUM DE VIOLENCES**
**Femmes meurtries et médicaments nocifs**
*Fines Louise*
En raison des cycles spécifiques qui marquent leurs existences, les femmes sont plus susceptibles de subir des complications graves sur leur santé. Moyens

de contraception, médicaments pris durant la grossesse, et autres prothèses mammaires sont autant de dangers auxquels s'exposent les femmes et leurs enfants. À travers les préjudices causés par les crimes en col blanc, cet ouvrage retrace les tactiques des organisations qui tentent de maintenir à tout prix leurs produits nocifs sur le marché.
*(Coll. Questions contemporaines, 23.50 euros, 230 p.)*
*ISBN : 978-2-343-13380-5, ISBN EBOOK : 978-2-14-005134-0*

**LES MUSICIENS, LA MALADIE ET LA MÉDECINE**
**De Guillaume de Machaut à Béla Bartok**
*Pinet Patrice*
Cet ouvrage explore les vies médicales de onze compositeurs célèbres et, à travers elles, les maladies qui ont traversé les siècles. L'auteur rend compte également des thérapeutiques utilisées au fil des siècles et observe l'impact de la vie sexuelle des musiciens et les effets psychiques de leurs passions amoureuses sur leur morbidité. Outre le souci éternel que procure l'amour, l'évolution du mode de vie des musiciens révèle une tendance aux conduites addictives, source de risques accrus pour la santé.
*(Coll. Médecine à travers les siècles, 39.00 euros, 416 p.)*
*ISBN : 978-2-343-13073-6, ISBN EBOOK : 978-2-14-005016-9*

**MÉDECINE PERSONNALISÉE ET BIOÉTHIQUE**
**Enjeux éthiques dans l'échange et le partage des données génétiques**
*Stoekle Henri Corto*
*Préface de Christian Hervé, Pierre Tambourin et Francis Quétier*
La médecine personnalisée devrait être renommée «médecine des données». Elle tente, à partir d'une quantité importante de données, d'induire ou de déduire des informations valorisables au niveau du soin, de la recherche et de l'industrie. L'ensemble de ces données génétiques et informationnelles transitent par un réseau de communication dématérialisé centralisant le stockage, une partie du traitement et de l'analyse. L'accessibilité de cette plateforme et son usage soulèvent alors de nombreuses inquiétudes éthiques auxquelles cet ouvrage tente d'apporter des solutions.
*(Coll. L'Ethique en mouvement, 19.50 euros, 186 p.)*
*ISBN : 978-2-343-12904-4, ISBN EBOOK : 978-2-14-004910-1*

**MANUEL D'HÉMATOLOGIE**
**Physiologie**
*Thiam Doudou*
Ce tome porte sur la physiologie hématologique classique axée sur les modules de cytologie, d'immunohématologie et d'hémostase, enrichie et actualisée comme l'attestent les chapitres portant sur la transfusion sanguine avec ses différentes modalités et alternatives et sur les traitements en hémostase et leurs contrôles biologiques. La bonne compréhension de la physiologie permet une meilleure maîtrise de la pathologie hématologique qui fera l'objet d'un deuxième tome.
*(27.50 euros, 246 p.)*
*ISBN : 978-2-343-11625-9, ISBN EBOOK : 978-2-14-004901-9*

**CORPS ET ÂMES**

**Les hommes et la médecine au XVIIIème siècle**

*Boyer-Labrouche Annie*

Quelle était la place de la santé sous l'Ancien Régime où le poids du christianisme était si lourd et les clivages sociaux puissants ? Afin d'expliquer la vie quotidienne dans les hôpitaux, Annie Boyer-Labrouche a puisé ses sources dans des archives uniques, réalisant ainsi une étude remarquable de démographie historique, où l'homme est en plein cœur. Cet ouvrage ouvre une réflexion indéniable faisant écho aux problématiques de santé actuelles.

*(Coll. Médecine à travers les siècles, 26.00 euros, 246 p.)*

*ISBN : 978-2-343-12170-3, ISBN EBOOK : 978-2-14-004750-3*

**LE DROIT À LA SANTÉ ET LA PRISON**

**Quelle protection, quels enjeux ?**

*Sous la direction de Jean-Paul Céré*

Le respect du droit à la santé des personnes détenues est aujourd'hui une préoccupation majeure et un sujet sensible tant pour l'administration pénitentiaire que pour les personnels de santé. Le contexte de surpopulation carcérale prégnant, tant en France qu'au Brésil, ne facilite pas la tâche. La concentration de personnes précarisées sur le plan sanitaire et les effets de la détention sur la santé compliquent la recherche d'une adéquation des soins à l'état de santé des personnes détenues.

*(Coll. Comité international des pénalistes francophones, 17.50 euros, 160 p.)*

*ISBN : 978-2-343-12464-3, ISBN EBOOK : 978-2-14-004440-3*

**L'ANALYSE DE PRATIQUES PROFESSIONNELLES EN INSTITUT DE FORMATION EN SOINS INFIRMIERS**

**Expression de la singularité des cadres de santé formateurs**

*Rivier Delphine - Préface de Jean-Louis Boutte et Claudine Dos Santos*

La mise en place des séquences d'analyse de situations et/ou d'activités professionnelles par les cadres de santé formateurs semble complexe, de par des approches différentes, ce qui entraîne des difficultés d'harmonisation dans les pratiques des formateurs au sein des Instituts de Formation en Soins Infirmiers. Cet ouvrage vise à mieux comprendre ce qui se joue actuellement lors de ces séquences pour les étudiants infirmiers et les cadres de santé formateurs.

*(Coll. Logiques sociales, 19.50 euros, 188 p.)*

*ISBN : 978-2-343-12553-4, ISBN EBOOK : 978-2-14-004570-7*

**APPRENDRE DE SES GESTES – De la santé motrice au bien-être**

*Sous la direction de Bernard Andrieu et Luc Collard*

Apprendre de sa santé motrice nécessite, en première partie, d'analyser les gestes à partir des techniques du corps et des effets sur la perception du corps vécu. Apprendre du bien-être de son corps vivant, en deuxième partie, explore l'estime de soi et l'approfondissement par des gestes sensoriels. Apprendre par des gestes ludo-coopératifs ouvre, en troisième partie, à une socialisation heureuse et partagée dans une santé durable.

*(Coll. Mouvements des Savoirs, 34.00 euros, 328 p.)*

*ISBN : 978-2-343-12666-1, ISBN EBOOK : 978-2-14-004636-0*

## Structures éditoriales du groupe L'Harmattan

**L'Harmattan Italie**
Via degli Artisti, 15
10124 Torino
harmattan.italia@gmail.com

**L'Harmattan Hongrie**
Kossuth l. u. 14-16.
1053 Budapest
harmattan@harmattan.hu

---

**L'Harmattan Sénégal**
10 VDN en face Mermoz
BP 45034 Dakar-Fann
senharmattan@gmail.com

**L'Harmattan Cameroun**
TSINGA/FECAFOOT
BP 11486 Yaoundé
inkoukam@gmail.com

**L'Harmattan Burkina Faso**
Achille Somé – tengnule@hotmail.fr

**L'Harmattan Guinée**
Almamya, rue KA 028 OKB Agency
BP 3470 Conakry
harmattanguinee@yahoo.fr

**L'Harmattan RDC**
185, avenue Nyangwe
Commune de Lingwala – Kinshasa
matangilamusadila@yahoo.fr

**L'Harmattan Congo**
67, boulevard Denis-Sassou-N'Guesso
BP 2874 Brazzaville
harmattan.congo@yahoo.fr

**L'Harmattan Mali**
Sirakoro-Meguetana V31
Bamako
syllaka@yahoo.fr

**L'Harmattan Togo**
Djidjole – Lomé
Maison Amela
face EPP BATOME
ddamela@aol.com

**L'Harmattan Côte d'Ivoire**
Résidence Karl – Cité des Arts
Abidjan-Cocody
03 BP 1588 Abidjan
espace_harmattan.ci@hotmail.fr

**L'Harmattan Algérie**
22, rue Moulay-Mohamed
31000 Oran
info2@harmattan-algerie.com

**L'Harmattan Maroc**
5, rue Ferrane-Kouicha, Talaâ-Elkbira
Chrableyine, Fès-Médine
30000 Fès
harmattan.maroc@gmail.com

---

## Nos librairies en France

**Librairie internationale**
16, rue des Écoles – 75005 Paris
librairie.internationale@harmattan.fr
01 40 46 79 11
www.librairieharmattan.com

**Lib. sciences humaines & histoire**
21, rue des Écoles – 75005 Paris
librairie.sh@harmattan.fr
01 46 34 13 71
www.librairieharmattansh.com

**Librairie l'Espace Harmattan**
21 bis, rue des Écoles – 75005 Paris
librairie.espace@harmattan.fr
01 43 29 49 42

**Lib. Méditerranée & Moyen-Orient**
7, rue des Carmes – 75005 Paris
librairie.mediterranee@harmattan.fr
01 43 29 71 15

**Librairie Le Lucernaire**
53, rue Notre-Dame-des-Champs – 75006 Paris
librairie@lucernaire.fr
01 42 22 67 13